Die Krankheit erkennen

Medikamente und andere Therapien

Hilfe für betroffene Angehörige

Verein für Konsumenteninformation
Wenzel Müller

Depressionen

Impressum

Herausgeber
Verein für Konsumenteninformation (VKI)
Mariahilfer Straße 81, A-1060 Wien
ZVR-Zahl 389759993
Tel. 01 588 77-0, Fax 01 588 77-73, E-Mail: konsument@vki.at
www.konsument.at

Geschäftsführer
Ing. Franz Floss
Dr. Josef Kubitschek

Autor
Mag. Wenzel Müller

Lektorat
Doris Vajasdi

Produktion
Günter Hoy
Edwin Würth (DTP)

Grafische Gestaltung und Umschlag
Erwin Haberl

Foto Umschlag
Waldhäusl

Druck
Holzhausen Druck GmbH, 1140 Wien

Stand
August 2009

Einzelbestellung VKI
Konsument, Kundenservice
Mariahilfer Straße 81, A-1060 Wien
Tel. 01 588 774, Fax 01 588 77-72
E-Mail: kundenservice@konsument.at

Bibliografische Information der Deutschen Nationalbibliothek
Die Deutsche Nationalbibliothek verzeichnet diese Publikation in der Deutschen Nationalbibliografie; detaillierte bibliografische Daten sind im Internet über http://dnb.d-nb.de abrufbar.

Verein für
Konsumenteninformation
ISBN 978-3-902273-77-2

€ 14,90

Liebe Leser!

„In den Depressionszuständen pflegt man Opium oder Morphium, Bromsalze, hie und da auch Schlafmittel, abendliche Bäder mit kühlen Überrieselungen, gelegentlich vorsichtige Massage in Anwendung zu ziehen." So die Empfehlung des Psychiatrieprofessors Emil Kraepelin. Das war vor hundert Jahren.

Was damals medizinischer Standard war, ist inzwischen überholt. Doch wie sieht es mit den heutigen Empfehlungen aus? Wie sinnvoll sind sie? Ist eine medikamentöse Behandlung besser als eine Psychotherapie?

Das sind Fragen, auf die es in der Fachwelt keine einheitliche Antwort gibt. Es ist nicht einmal restlos geklärt, was die Ursachen für die Entstehung einer Depression sind und warum Antidepressiva bei dem einen Patienten wirken und bei dem anderen nicht. Wo es wenig Gewissheit gibt, aber jede Menge Hypothesen, ist besondere Sorgfalt angebracht. Beim Lesen dieses Ratgebers werden Sie merken, dass wir viele Informationsquellen ausgeschöpft haben und mehr Fachleute zitieren, als das sonst üblich ist. Dies dient der Transparenz und ermöglicht Einblicke in Zusammenhänge, die man als Betroffener so nicht immer hat.

Im Bereich medizinischer Veröffentlichungen ist es nicht selbstverständlich, deshalb möchten wir es extra betonen: Dieser Ratgeber ist ohne finanzielle Zuwendungen von irgendeiner Seite entstanden und nimmt konsequent die Patientenperspektive ein. Das ist auch der Grund, dass wir das eine oder andere Phänomen kritisch beleuchten können. Wir propagieren keine bestimmte Richtung und kein bestimmtes Medikament. Wir zeigen die Fakten auf, möchten Ihnen unterschiedliche Sichtweisen näherbringen und Sie dabei begleiten, daraus für Ihre Situation Nutzen zu ziehen.

Ein Patentrezept gegen Depressionen können auch wir Ihnen nicht in die Hand geben. Das gibt es nicht. Unser Ziel ist vielmehr, Sie mit genügend Informationen zu versorgen, damit Sie selbst – egal ob als direkt Betroffener oder als Angehöriger – die Krankheit besser verstehen und individuelle Wege finden, sie zu überwinden oder damit leben zu lernen.

„Die Depression ist gleich einer Dame in Schwarz.
Tritt sie auf, so weise sie nicht weg, sondern höre, was sie zu sagen hat."
(Psychoanalytiker C. G. Jung)

Inhalt

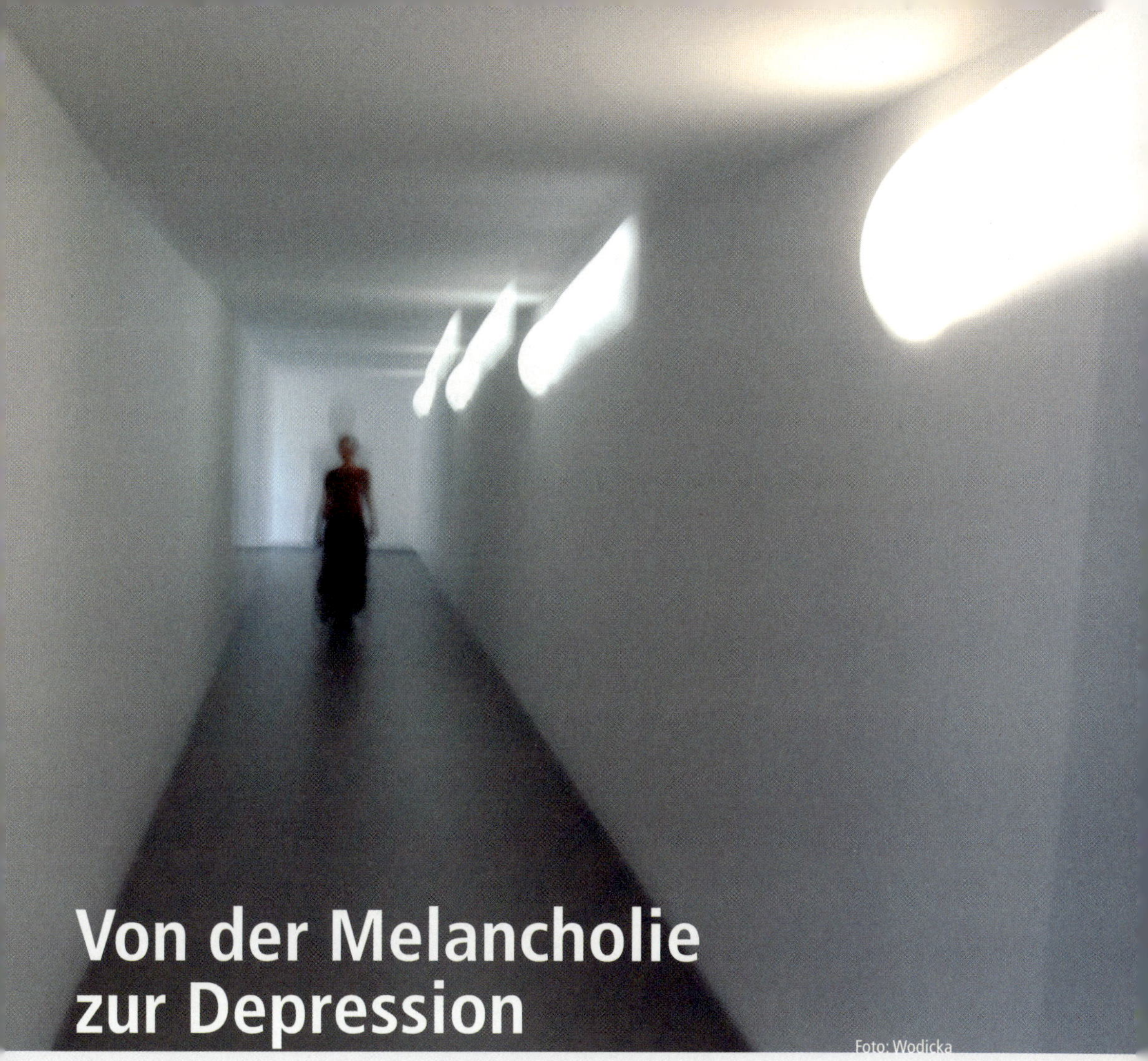

Von der Melancholie zur Depression

Foto: Wodicka

Was einst als Auszeichnung galt, wurde zum Fluch

Wie das „Niedergedrücktsein" in der Vergangenheit gesehen wurde

„Meine Freude ist die Melancholie!" Nein, das sagt kein geistig Verwirrter, das sagt auch nicht irgendjemand. Das ist der berühmte Ausruf von einem der weltweit bedeutendsten Künstler, von Michelangelo Buonarroti (1475–1564).

Wie kann man Melancholie nur mit Freude gleichsetzen?, fragen wir uns heute verwundert. Handelt es sich hierbei doch um ein krankhaftes Geschehen, das behandelt gehört.

Depression: Der Begriff kam vor etwa hundert Jahren auf

Nun, das ist unsere heutige Sicht, die Sicht des 21. Jahrhunderts. Wir sprechen auch nicht mehr von Melancholie, sondern von Depression – ein Begriff, der vor etwa hundert Jahren aufkam. Als sein Schöpfer gilt der Münchner Psychiater Emil Kraepelin (1856–1926).[1]

Zu Michelangelos Zeiten, in der Renaissance, wurde die Melancholie noch ganz anders betrachtet als wir es heute tun. Sie galt als ein Privileg der Künstler, ja, ohne sie war, so glaubte man, gar keine intellektuelle und kreative Arbeit möglich. Dem glücklichen Menschen traute man ein herausragendes Werk nicht zu, dem unglücklichen und verzagten hingegen allemal. Genie und Wahnsinn, sie wurden als ein sich gegenseitig bedingendes Paar, als eine Einheit gesehen.

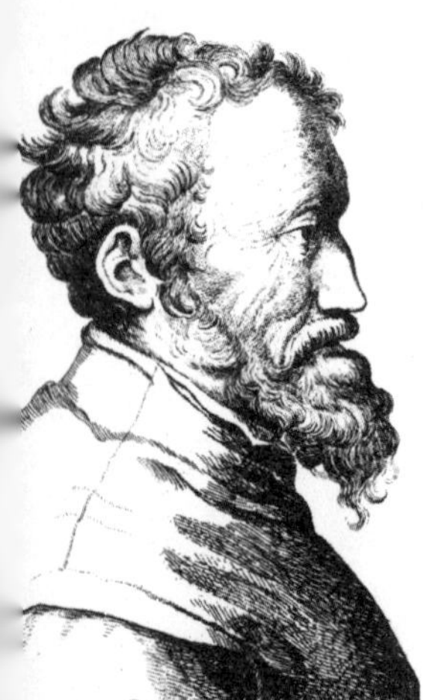

Foto: [illegible] HultonArchive

Als Michelangelo die Melancholie als seine große Freude bezeichnete, meinte er das nicht zynisch, sondern ganz ernst, galt sie ihm doch als Ausdruck von Individualität.

Schlägt man bei gelehrten Menschen nach, bei Dichtern und Philosophen, so trifft man immer wieder auf Stellen, wo sie die Schwermut als besonderen Wert feiern, als Kennzeichen jener Menschen, die im Gegensatz zur gemeinen Masse nicht einfach tumb in den Tag hinein leben.

Immanuel Kant (1724–1804) schreibt in seinen „Beobachtungen über das Gefühl des Schönen und Erhabenen": „Schwermüthige Entfernung von dem Geräusche der Welt aus einem rechtmässigen Überdrusse ist edel." Und auch ein anderer Philosoph, Sören Kierkegaard (1813–1855),

---

[1] Auf die feinen Unterschiede zwischen den beiden Begriffen wollen wir in diesem Buch nicht näher eingehen, wir verwenden sie weitgehend synonym, im Sinne einer ausgeprägten Schwermut, eines Niedergedrücktseins.

urteilt: „Es ist meine Überzeugung, mein Sieg über die Welt, dass ein Mensch, der die Bitterkeit der Verzweiflung noch nicht geschmeckt hat, die Bedeutung des Lebens verfehlt hat."

Leid, Traurigkeit, Isolation von der Gemeinschaft – der Melancholiker hat es nicht leicht im Leben. Aber er kann nicht anders. Er kann nicht mit dem Strom der gemeinen Masse schwimmen. Er hat zu feine Nerven, als dass es ihm vergönnt wäre, das Leben auf die leichte Schulter zu nehmen. „Die höchsten Menschen leiden am meisten am Dasein", schreibt der Philosoph Friedrich Nietzsche (1844–1900) in „Die Unschuld des Werdens". Das sei gleichsam das Schicksal einer auserwählten Klasse.

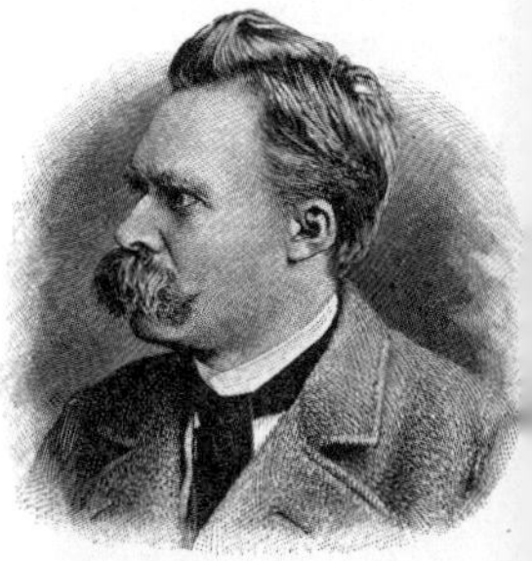

Foto: Waldhäusl

Der Prototyp des Melancholikers war im 18. Jahrhundert der Dichter: erhaben und tragisch. Erhaben, weil er zu Empfindungen fähig war, die dem gemeinen Menschen verschlossen blieben. Tragisch, weil seine ausgeprägte Sensibilität ihn zu einem Leidenden machte.

Es handelte sich dabei um ein Leiden, das zu jener Zeit in künstlerisch angehauchten Kreisen in Mode war. Man suchte diese eigentümlich bittersüße Empfindung, dieses Glück im Niedergeschlagensein, diesen Genuss, den die Einsamkeit gewährt, die „trauervolle Freude". Eine Romangestalt, Goethes „Werther" (1774), konnte mit seiner Schwermut und seinem Rückzug aus der Gesellschaft gar zu einer Art Held aufsteigen, dem nicht wenige nachzueifern suchten, sogar bis hin zum Vollzug des Selbstmords.

Man suchte das Glück im Niedergeschlagensein

Auch in der Antike findet sich ein Lobgesang auf die Melancholie. Nach Aristoteles (384–322 v. Chr.) waren alle großen Männer, ob in der Kunst, Philosophie oder Politik, Melancholiker. Der griechische Philosoph sprach es nicht ausdrücklich aus, aber dieser Schluss lässt sich aus seinen Ausführungen ziehen: Wer nicht zur Schwermut neigte, war auch nicht weiter bedeutend.

Sein Unglück erkennen

„Die Größe des Menschen ist deshalb groß, weil er sein Elend erkennt. Ein Baum kann sein Elend nicht erkennen. Es heißt also unglücklich sein, wenn man sein Unglücklichsein erkennt. Aber es heißt groß sein, wenn man erkennt, dass man unglücklich ist."
Aus: Pascal (1997) Gedanken. Über die Religion und einige andere Themen

„Das Glück ist gedankenlos"

„Der Melancholiker ist eine Art von homo europaeus intellectualis, er gehört einer Gattung an, dich sich durch ihre unstillbare Neigung zur Reflexion auszeichnet ... Das Glück dagegen ist gedankenlos. Dabei sind die Melancholischen nicht ungeschickt und machen oft aus ihrem Leid ein Metier: sie sind sich der Tatsache bewusst, dass der Pessimismus große Werke hervorbringen kann, und ihre Klage wird zum Gesang, der sich gut verkaufen lässt."
Aus: Lepenies (1969) Melancholie und Gesellschaft

Zusammengefasst: Über Jahrhunderte, vor allem in der Antike und der Renaissance, galt die Melancholie nicht als Fluch, sondern vielmehr als Auszeichnung – die düstere Gemütsverfassung war Zeichen edler Erhabenheit.

Wie sich die Zeiten doch geändert haben! Was lange mit einer gewissen Hochachtung betrachtet wurde, gilt heute nur noch als behandlungsbedürftige Krankheit.

Einige Vorbemerkungen zu diesem Buch

Die Grenze zwischen krank und gesund wird von jeder Gesellschaft neu festgelegt

Warum dieser Exkurs in die Vergangenheit? Wir wollen auf einen Aspekt hinweisen, der gerne übersehen wird: Entgegen dem allgemeinen Verständnis ist Krankheit kein eindeutiger und etwa von der Natur vorgegebener Zustand. Im Gegenteil, jede Zeit, jede Gesellschaft und jede Kultur legt von Neuem fest, wo die Grenze zwischen gesund und krank verläuft.

An einem Beispiel aus jüngerer Zeit wird das besonders deutlich: Heute kann sich wahrscheinlich kaum noch jemand vorstellen, dass Homosexualität einmal als behandlungsbedürftige Krankheit galt. Aber genau das war der Fall – erst 1974, also vor etwas mehr als drei Jahrzehnten, wurde die Neigung zu gleichgeschlechtlicher Liebe etwa in den USA aus dem offiziellen Krankheitsregister genommen.

Homosexualität mag auch heute noch von manchen nicht akzeptiert werden, aber es kommt wohl niemand mehr auf die Idee, dem Betreffenden einen Besuch beim Arzt anzuraten, damit er sich kurieren lässt.

Wann ist jemand gesund und wann krank? Für uns ist heute das entscheidende Kriterium, ob seine in medizinischen Untersuchungen erhobenen Messdaten im Normbereich liegen oder nicht. Die quasi „objektiv" erhobenen Daten geben also den Ausschlag. Diese Sicht haben wir schon so verinnerlicht, dass wir uns gar nicht mehr auf unsere unmittelbaren Empfindungen verlassen. Ein Beispiel: Wir fühlen uns kraftlos, uns ist heiß und wir haben Gliederschmerzen. Alles deutet auf eine Grippe hin. Wir greifen zum Fieberthermometer. Zeigt das nun keine erhöhte Temperatur an, so ändern wir umgehend unsere Meinung. Nein, es kann doch keine Grippe sein. Wir trauen der Messgröße mehr als unserem Gefühl. Doch Normwerte werden immer wieder neu festgelegt. Und das bedeutet: Wie Krankheiten definiert werden und was überhaupt als Krankheit bezeichnet wird, entscheidet die jeweilige Gesellschaft. Was in den 1970er-Jahren in den USA unter Depression verstanden wurde, unterscheidet sich elementar von der heutigen Sicht. Der Grund: 1980 wurde der maßgebliche Krankheitskatalog der Vereinigung der amerikanischen Psychiater komplett erneuert.

Einige grundsätzliche Fragen über den rein medizinischen Aspekt hinaus

Der Blick zurück in die Vergangenheit wirft einige grundsätzliche Fragen auf, die Thema dieses Ratgebers sind:

- Wie konnte es geschehen, dass die Depression sich von einer Krankheit einiger weniger „Menschen mit feinem Verstand und großem Scharfsinn" zu einer „Volkskrankheit" entwickelte? Und trifft dieser Befund der „Volkskrankheit" überhaupt zu?
- Wer bestimmt, was als krank bewertet wird?
- Haben auch die Behandlungsmaßnahmen eine Geschichte? Ist das, was früher galt, heute überholt?
- Inwieweit handelt es sich bei der Depression um ein individuelles und inwieweit um ein gesellschaftliches Leiden? Ist vielleicht unsere Gesellschaft krank? Oder machen die gesellschaftlichen Umstände uns krank?
- Was sagt es über den Zustand unserer Gesellschaft aus, falls der Befund stimmt, dass die psychischen Krankheiten zunehmen?

- Waren unsere Eltern und Großeltern wirklich weniger krank als wir – oder hat sich nur unser Krankheitsverständnis verschoben?
- Der Gesundheitsmarkt ist auch ein Wirtschaftsmarkt. Wer hat Interesse daran, die Depression als ernstes Problem im wahrsten Sinn des Wortes „zu verkaufen"?
- Wann kann man von Heilung oder Gesundung sprechen?

Kurzum: Wir wollen einen Blick über den Tellerrand werfen, uns auch anschauen, was Historiker und Soziologen zu dem vermeintlich rein medizinischen Problem zu sagen haben, um ein möglichst ganzheitliches und umfassendes Bild zu erhalten.

Die medizinischen Erkenntnisse von heute können schon morgen überholt sein

Eines ist klar: Die medizinischen Erkenntnisse von heute können schon morgen überholt sein. Jedes Jahr erscheinen in weltweit 25.000 medizinischen Fachzeitschriften schätzungsweise zwei Millionen Aufsätze – ein Indiz dafür, dass die Forschungsarbeit ständig weitergeht und neue Erkenntnisse liefert.

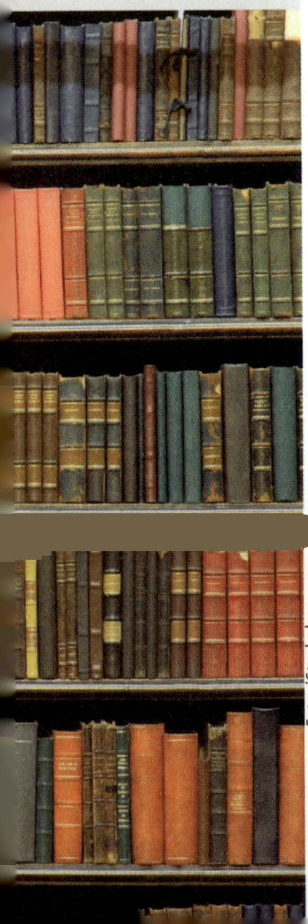
Foto: iStock_luoman

In der Medizin existiert entgegen einer weit verbreiteten Ansicht kein in Stein gemeißeltes Wissen, ewig gültig und unverrückbar. Laufend gibt es neue Studien und Untersuchungen, die Erkenntnisse zutage fördern, die mal die bisherige Sichtweise bestätigen, mal im Widerspruch zu ihr stehen. Der Widerspruch kann so deutlich sein, dass die bisherige Lehrmeinung revidiert werden muss. Denn wir haben es in der Medizin im Grunde immer mit Modellen zu tun, die versuchen, ein möglichst widerspruchsfreies Bild der Ursachen einer Krankheit und ihrer Behandlungsmöglichkeiten zu liefern.

Ohne neue Erkenntnisse gäbe es keine Entwicklung, keinen Fortschritt. Werden sie nicht in bestehendes Wissen integriert, sondern bewusst ausgeschlossen und ignoriert bzw. tabuisiert, bilden sich neue therapeutische Schulen – jene der „Schulmediziner" und „Alternativmediziner", der Psychiater und Psychotherapeuten. Das Verhältnis zwischen diesen Lagern ist teils eher feindselig, teils eher kooperativ.

Der anerkannte Physiologieprofessor Hans Schäfer (1994) meinte, dass die Medizin „nur von wenigen Krankheiten oder Krankheitssymptomen vollständige Modelle hat; ihre Handlungsweisen sind keineswegs sicher, und gerade unter ihren besten Experten herrscht oft erbitterter Streit über die richtigen Diagnosen und Therapien. Auch die Verlässlichkeit ist nicht sehr groß. Die Prognosen stimmen zwar oft, aber nicht immer ..."

Warum gibt es diese Sicherheit nicht? Warum gibt es bei den von der Naturwissenschaft formulierten Gesetzen 100-prozentige Verlässlichkeit, in der Medizin nicht? – Lässt man einen Stein los, fällt er mit absoluter Gewissheit auf den Boden (wenn nicht gerade magnetische oder andere Kräfte dazwischenfunken). In der Medizin hingegen spricht man schon von einem „signifikanten Ergebnis", wenn in einer Studie ein Medikament bei 60 Prozent der Versuchspersonen Wirkung zeigt, obwohl das doch zugleich bedeutet, dass es bei immerhin vier von zehn Personen versagt.

Die Medizin befindet sich im Spannungsfeld zwischen Wissenschaft und Kunst

Antworten auf diese Fragen findet man vor allem in den zahlreichen Büchern von Herbert Pietschmann, langjähriger Professor für Theoretische Physik an der Wiener Universität. Er verweist auf die Einmaligkeit und Unauswechselbarkeit des Menschen, die mit den Methoden der Naturwissenschaft und ihrem Anspruch der widerspruchsfreien Konstruktion der Gesamtwirklichkeit in ihrer Beziehungsfülle nicht erfasst werden kann, jedenfalls nicht vollkommen. „Es sei wiederholt, dass sich die Medizin nicht im Sinne der Physik als Wissenschaft verstehen kann, dass sie im Spannungsfeld zwischen Wissenschaft und Kunst anzusiedeln ist. Ziel der Medizin ist nicht die Erstellung einer Konstruktion, Ziel der Medizin ist die Ermöglichung der Herstellung der Gesundheit eines kranken Menschen", schreibt Pietschmann (1994).

Unterhält man sich mit Psychiatern und Psychotherapeuten über das Thema Depression, so sind die häufigsten Ausdrücke, die man zu hören bekommt, „möglicherweise", „vielleicht", „kann sein", „weiß ich nicht". Kaum etwas ist gewiss – ein Nährboden für unterschiedliche Spekulationen. Warum hilft ein Antidepressivum dem einen Depressionskranken und dem anderen nicht? Was genau passiert im Hirn eines Patienten bei der Elektrokrampftherapie? Auf diese Fragen antworten Ärzte meistens nur mit einem Schulterzucken. Sie wissen es auch nicht.

Stellen wir uns kurz vor, dieser Ratgeber wäre vor zwanzig Jahren geschrieben worden: Es würden sich Klassifikationskriterien für die Depression darin finden, die heute nicht mehr gelten. Oder er wäre vor fünfzig Jahren entstanden: Bestimmt hätten wir, angesteckt vom Zeitgeist, auch die Hoffnung wiedergegeben, dass die Depression schon in naher

Zukunft mit Medikamenten ganz einfach zu behandeln sein werde. Eine Hoffnung, die heute überholt ist.

Verantwortung für sein eigenes Schicksal übernehmen

Die Medizin ist ständig im Fluss. Und keineswegs frei von Irrtümern, die sich freilich oft erst im Rückblick als solche erweisen. Das ist nicht neu und eigentlich eine Selbstverständlichkeit. Wir betonen das hier noch einmal – nicht um Ihnen, liebe Leserin, lieber Leser, allen Mut zu nehmen. Ganz im Gegenteil, wir wollen Ihnen Mut machen. Mut, vermeintlichen Autoritäten nicht blind zu vertrauen. Mut, sich Ihre eigenen Gedanken zu machen. Mut, sich auf Ihre eigenen Gefühle zu verlassen. Und nicht zuletzt Mut, die Verantwortung für Ihr Schicksal selbst zu übernehmen.

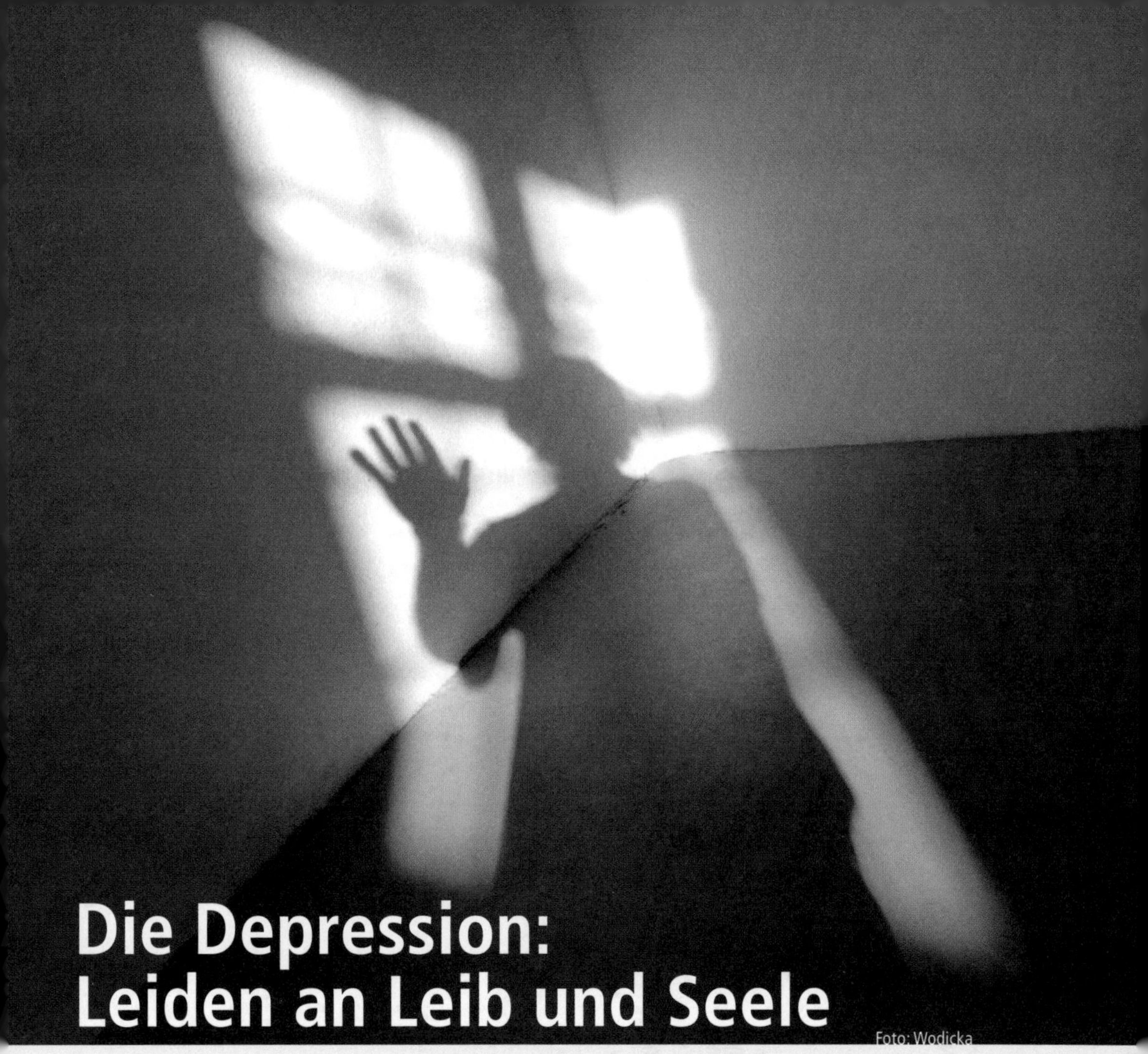

Die Depression: Leiden an Leib und Seele

Foto: Wodicka

Wie lässt sie sich von anderen Krankheiten abgrenzen?

Kein Lebenswille mehr – der Fall von Herrn M.

Im Winter erstarrt die Natur. Eine Eisdecke überzieht Bäche und Teiche. Die Farbenpracht der Blumen ist erloschen, das Geäst der Bäume kahl.

Dieses Bild des Winters wird gerne zur Illustration der Depression herangezogen. Der Depressive ist niedergedrückt, erstarrt. Das kommt im Wort Depression zum Ausdruck – es leitet sich vom lateinischen deprimere ab, was so viel wie „niederdrücken" heißt.

Schauen wir uns einen typischen Krankheitsfall an, den von Herrn M., 42 Jahre. Die Verstimmung, erzählt er, setzte bei ihm schleichend ein, vielleicht vor einem Jahr, einen genauen Zeitpunkt kann er nicht angeben. Nach und nach wurde dieses ominöse Gefühl aus Lustlosigkeit und Hoffnungslosigkeit bei ihm immer stärker. Das Wort Freude kennt er zwar, doch im Grunde nur aus der Erinnerung.

Die Welt wird wie durch eine grau eingefärbte Brille gesehen

Ein Bruch ist passiert, ein Bruch in seinem Leben. Die Welt sieht Herr M. seit einiger Zeit wie durch eine grau eingefärbte Brille, alles erscheint ihm farblos. Er hat das Gefühl, dass seine Umgebung ein Stück weit von ihm abgerückt ist. Bisweilen kommt es ihm sogar so vor, als sei er von ihr durch eine Art Glas getrennt, das jeden Tag dicker wird und an dem jedes freundliche Wort, jede liebevolle Geste abprallt.

Neulich war Herr M. auf einem Geburtstagsfest. Alle Gäste waren guter Stimmung, nur er nicht. Die anderen konnten ihn nicht aufheitern, ganz im Gegenteil. Die ausgelassene Gesellschaft führte ihm nur einmal mehr sein eigenes Elend vor Augen. Wie gern wäre er in der lustigen Runde auch selber lustig gewesen, aber er war es nicht, konnte es nicht sein. Ein Stimmungsumschwung um 180 Grad lässt sich schon unter sogenannten normalen Umständen nicht ohne Weiteres bewältigen, und erst recht nicht im Zustand einer Depression. Denn die ist gekennzeichnet durch eine ausgeprägte Kraft- und Energielosigkeit.

Herr M. fühlt sich einfach nur leer. Und hilflos. Er leidet auch deshalb, weil er genau spürt, dass ihm jegliche Kraft fehlt, etwas an seiner Situation zu ändern.

Man sieht Herrn M. seine Befindlichkeit an. Seine Haltung ist gebeugt, sein Gang schleppend und seine Haut blass. Etwas Starres hat sich um

„Ich weine um Gnade"

„Lew wirft einen Blick auf mich und meint, er müsse mich gar nicht mehr fragen, wie es mir geht. Trotzdem erzähle ich es ihm: Ich kann nicht schlafen. Ich kann nicht essen. Ich kann nicht lesen, keine Unterhaltungen führen und mich nicht länger als ein paar Sekunden am Stück konzentrieren. Die Schwerkraft, die mich umgibt, hat sich verdreifacht. Es ist eine ungeheure Anstrengung, nur den Arm zu heben oder einen Schritt vorwärts zu machen. Wenn ich nicht zusammengerollt auf dem Sofa liege, gehe ich langsam auf und ab. Ich schaukle in meinem Schaukelstuhl. Ich ringe die Hände. Ich versuche, zu meiner samstäglichen Meditationsgruppe zu gehen. Ich stelle den Wagen ab, mache aber auf dem Weg zur Tür zwei- bis dreimal kehrt … Ich versuche zuzuhören und etwas beizusteuern, aber ich kann dem Gespräch kaum folgen. Ich kann nicht mal mehr den Schein wahren. In der Pause entschuldige ich mich der Lüge, dass ich zu Kearas Softball-Spiel muss. Ich weiß, dass ich 45 Minuten stille Meditation nicht überstehen würde. Weinend komme ich nach Hause. Wieder sinnlose Tränen. Warum lässt Gott das alles zu? Ich weine, damit endlich alles aufhört. Ich weine um Gnade.
Das Haus ist leer. Ich suche nach einer Beschäftigung. Mit Mühe schaffe ich es, die Geschirrspülmaschine auszuräumen und den Boden zu fegen. Dann lege ich mich auf die Couch und starre ins Leere, hohl und stumpf. Ich habe einen Termin beim Friseur, vor dem ich mich jetzt schon fürchte, obwohl es bis dahin noch drei Stunden dauert. Wie soll ich mit meiner überschwänglichen Friseuse plaudern, wo es mich schon grenzenlose Mühe kostet, meinen Mund zu einem Lächeln zu verziehen? Mein Gesicht ist gleichzeitig wachsweich und versteinert. Die Muskeln streiken."
Aus: Manning (1996) Am eigenen Leibe: Von der Psychotherapeutin zur Patientin

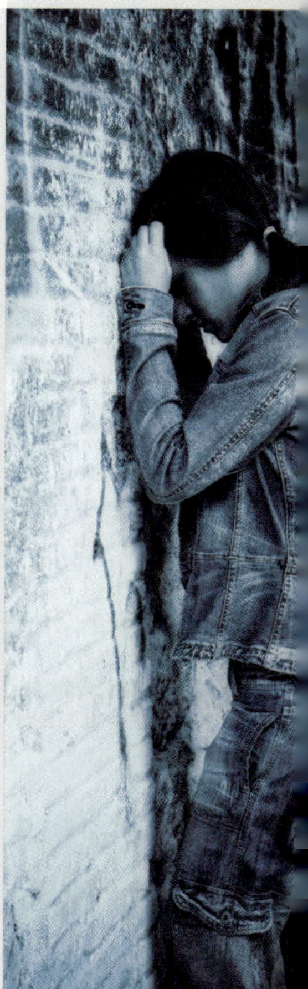
Foto: shutterstock

seinen Mund gelegt und eine gewisse Ruhelosigkeit ist in seinen Augen – sie scheinen die Umgebung unentwegt nach möglichen Gefahren abzusuchen.

„Mir ist eng ums Herz"

„Ich spüre eine Zentnerlast auf meinen Schultern", „Mir ist eng ums Herz", „Ich fühle einen Druck auf meiner Brust", so umschreibt Herr M. seine Situation. Typischerweise fühlen depressiv Erkrankte ein Unwohlsein gerade in jenen Organen (wie dem Herz), die traditionell eine hohe symbolische Bedeutung als Zentren von Geist und Seele haben.

Früher hatten die Bewegungen von Herrn M. etwas Leichtes und Geschmeidiges, doch damit ist es seit einiger Zeit vorbei. Seine Muskulatur hat jegliche Spannkraft verloren, aber nicht etwa in Folge allgemeiner Entspannung. Es handelt sich vielmehr um eine charakteristische Störung von depressiv Erkrankten. Daniel Hell, Ordinarius für klinische Psychiatrie an der Universität Zürich und Direktor an der Psychiatrischen Universitätsklinik Zürich, führt sie auf eine „Erhöhung der Muskelspannung gegensätzlich wirkender (antagonistischer) Muskelgruppen" zurück. (2007)

Die Muskeln von Herrn M. blockieren sich also buchstäblich gegenseitig. Ein Art Kampf tobt in seinem Inneren, der ihn mehr oder weniger lahmlegt. Einmal auf physischer Ebene, zu erkennen an seinem langsamen Gang. Dann auch auf psychischer: Auch seine Gedanken wollen nicht recht vom Fleck kommen. Herr M. schaut mit größter Sorge in die Zukunft. Wie soll das alles nur weitergehen? Werde ich jemals wieder Freude empfinden? Wie lange werde ich meinen Beruf noch ausüben können? Nirgends macht er einen Hoffnungsschimmer aus, der ihn zuversichtlich stimmen könnte.

Nirgendwo zeigt sich ein Hoffnungsschimmer

Der Fluss der Zeit ist für Herrn M. angehalten. Pläne, Hoffnungen? Längst aufgegeben! Umso mehr beschäftigt er sich mit seiner augenblicklichen Situation. Und die empfindet er nur als düster. Es bereitet ihm jeden Morgen größte Schwierigkeiten, aus dem Bett zu kommen. Und die Entscheidung, was er anziehen soll, überfordert ihn geradezu. Alltägliche Verrichtungen nehmen für ihn den Charakter von unüberwindlichen Hürden an. Früher ging er hin und wieder gerne ins Stadion, zu Fußballspielen. Selbst diese Freude ist ihm vergangen.

Aus seiner Stimme scheint alles Leben gewichen zu sein, sie klingt monoton, hat jede Modulation verloren – augenfälliger Ausdruck seiner Stimmung. Auch der Dickdarm ist dabei, seine Tätigkeit einzustellen, die Folge ist Verstopfung. Herr M. möchte weinen, aber selbst das schafft er nicht.

Auf seine Mitmenschen macht Herr M. einen erschöpften Eindruck, dabei vibriert er innerlich so sehr, dass er schon lange keine Nacht mehr durchgeschlafen hat. Sich hinlegen, die Augen schließen und alles vergessen – nichts wünscht er sich sehnlicher als das, aber sein aufgewühltes Inneres lässt es nicht zu. In der Nacht liegt er, ewig grübelnd und

Die innere Fessel

„Schwer-Mut, Schwere des Gemüts. Eine Last liegt auf dem Menschen, die ihn niederdrückt, dass er in sich zusammensinkt, dass die Spannung der Glieder und Organe nachlässt; dass Sinne, Triebe, Vorstellungen, Gedanken erlahmen, der Wille schlaff, Drang und Lust zu Werk matter werden. Eine innere Fessel legt sich vom Gemüt her auf alles, was sonst frei entspringt, sich rührt und wirkt. Die Spannfrische des Entschlusses, die Kraft der klaren und scharfen Umreißung, der mutige Griff der Formung – das alles wird müde und gleichgültig. Der Mensch meistert das Leben nicht mehr. Er kommt im drängenden Voran nicht mehr mit. Die Ereignisse knäueln sich um ihn, er sieht nicht mehr durch. Mit einem Erlebnis wird er nicht mehr fertig. Die Aufgabe türmt sich vor ihm wie ein Berg, unübersteiglich."
Aus: Guardini (1996) Vom Sinn der Schwermut

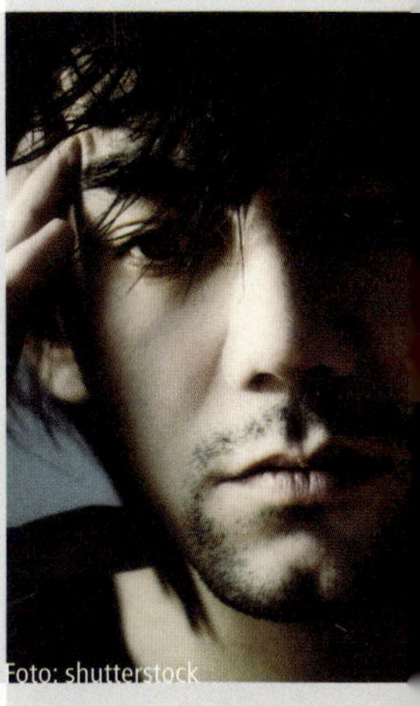
Foto: shutterstock

keine Ruhe findend, stundenlang wach im Bett, und am Morgen wacht er vorzeitig auf. Tagsüber nickt er leicht ein, wenn ihn die Erschöpfung übermannt. Lust auf Essen oder Sex? Schon lange nicht mehr. Ihn plagt die absolute Antriebslosigkeit. Mitunter reicht die Kraft nicht einmal mehr dazu, ans Telefon zu gehen. Seine seelische und physische Leistungsfähigkeit ist am Boden, er leidet an Seele und Leib.

Nicht nur, dass sich Herr M. schwach und krank fühlt, er macht sich auch selbst Vorwürfe: Ich bin nichts wert! Ich bin ein Versager! Sein Selbstbewusstsein ist wie weggeblasen. Ständig hat er nur sich selber im Blick, und was er wahrnimmt, ist eine minderwertige Person. Er ist so sehr auf sich konzentriert, dass er seine Umgebung kaum noch wahrnimmt.

Gedanken an den Selbstmord kommen auf

Wie ein Tunnel ohne Ende, so kommt Herrn M. sein Leben vor. Aussichtslos, sinnlos, ohne Hoffnungsschimmer. Ein einziges Leiden. Warum sich diese Qual weiter antun, mit einem Sprung von der Brücke könnte sie umgehend beendet werden – bei diesem Gedanken hat sich Herr M. schon öfter ertappt. Der Suizid als Ausweg. Noch hat Herr M. diesen letzten, endgültigen Schritt nicht getan, doch er spielt ständig mit dem Gedanken und ist latent gefährdet.

Die vielen Gesichter der Krankheit

Die Geschichte von Herrn M. ist ein Einzelfall, aber mit typischen Symptomen einer Depression. „Der Depressive erscheint vor allem als ein Astheniker, der stimuliert werden muss, ein Ängstlicher, der beruhigt werden muss, und ein Schlafloser, dem zum Schlafen verholfen werden muss", schreibt der Pariser Soziologieprofessor Alain Ehrenberg (2004).

Viele Künstler haben diesen Leidenszustand im Bild festgehalten. So beispielsweise Arnold Böcklin (1827–1901) in seinem Werk Melancholia (1900): Eine junge, traurig aussehende Frau sitzt in einer farbenprächtigen Landschaft und hält einen Spiegel in der Hand, in dem alles dunkel und düster erscheint. Die Umgebung beachtet sie nicht, sie blickt unverwandt in den Spiegel.

Fachleute bevorzugen die Begriffe „depressive Phase" oder „depressive Episode"

Im Fall einer Depression – Fachleute sprechen lieber von einer „depressiven Phase" oder „depressiven Episode" – ist das Gemütsleben gestört. Man kann auch sagen: die Psyche, die Stimmung, die Emotion, die Affektivität, die Seele. Dem Betroffenen fehlt gerade das, was ihm in gesundem Zustand in reicher Fülle zur Verfügung steht: Spannkraft, Frische, Schwung, Leichtigkeit, Wohlbehagen, Zufriedenheit und Zuversicht. Stattdessen dominieren allgemeines Unwohlsein, Abgespanntheit, Erschöpfung, Schwäche und Furcht.

Wo beginnt und endet nun die Depression? Wo verläuft die Grenze? Das Gefühl von Niedergeschlagenheit, Erschöpfung und Hoffnungslosigkeit ist ja nichts Außergewöhnliches, es überkommt jeden von Zeit zu Zeit. Wann liegt ein normales Stimmungstief vor und wann eine Krankheit? Was ist normal, was pathologisch?

Eine Krankheit ohne Schlüsselwerk

Foto: shutterstock

„Eine der Besonderheiten der Depression liegt darin, dass kein großer Name und kein Schlüsselwerk mit ihr verbunden ist, anders als bei der Monoamie (Esquirol), der Hysterie (Charcot, Janet und Freud), der manisch-depressiven Psychose (Kraepelin) und der Schizophrenie (Bleuler)."
Aus: Ehrenberg (2004) Das erschöpfte Selbst

Schwierige Diagnosestellung: Wie objektiviert man das Subjektive?

Diese Frage ist nicht leicht zu beantworten. Eine Depression ist nicht mittels Röntgen- oder Blutbild nachweisbar, nicht einmal mittels Hirnscan. Da hilft kein Fieberthermometer, auch keine Gewebeprobe. Es fehlen jene Laborparameter, mit denen Mediziner üblicherweise arbeiten.

„Ein psychisches Leiden findet seinen Ausdruck in einem Gefühl, einer Emotion oder einem gestörten Selbstbild. Die Psychiatrie kann nicht wie andere medizinische Disziplinen die Krankheitszeichen sicher am Körper eines Kranken, in seinem Blut oder seinem Urin erkennen. Die gesamte Geschichte dieser Disziplin wird daher von einer quälenden Frage durchdrungen: Wie objektiviert man das Subjektive?", schreibt der Soziologe Ehrenberg (2004).

Der Arzt hilft sich mit standardisierten Fragebögen

Keine technische Apparatur hilft dem Arzt hier also weiter, doch es gibt eine Art Messinstrument, und das ist in der Regel ein standardisierter Fragebogen.

Mitte des vorigen Jahrhunderts war es noch üblich, Depressionen nach ihren Ursachen einzuteilen. Man unterschied endogene von reaktiven (andere Bezeichnungen: neurotischen oder psychogenen) Depressionen. Endogen bedeutet: von innen heraus, nicht nachvollziehbar. Als endogene Depression wurde jene Krankheit bezeichnet, bei der kein äußeres Ereignis als Grund auszumachen war und die quasi aus „heiterem Himmel" auftrat. Als Ursache kamen Erbfaktoren oder biologische Fehlfunktionen infrage. Im Gegensatz dazu wurde die reaktive Depression eindeutig auf ein bestimmtes Ereignis zurückgeführt, etwa auf eine schmerzliche Verlusterfahrung oder eine schwere Kindheit. Hier wurden psychosoziale Faktoren für die psychische Störung verantwortlich gemacht.

Diese Unterscheidung wurde von der Weltgesundheitsorganisation (WHO) in der Zwischenzeit fallen gelassen. Erstens, so die Begründung, weil es nicht möglich gewesen sei, unter den Fachleuten eine Einigung hinsichtlich der unterschiedlichen ätiologischen Theorien (Ursachenlehre) zu erzielen. Zweitens, weil man nach neueren Erkenntnissen kaum eine scharfe Trennung zwischen endogenen und reaktiven Formen vornehmen könne. Und drittens, weil eine Unterscheidung schon deshalb nicht mehr notwendig sei, weil die eine Depressionsform kaum anders zu behandeln sei als die andere. Bis dahin galt die Pharmakotherapie (medikamentöse Behandlung) als Standard bei der endogenen Depression und die Psychotherapie (Aufarbeitung und Lösung des zugrundeliegenden Konflikts) als Standard bei der reaktiven Depression.

Seit den 1990er-Jahren definiert die WHO Depressionen allein über ihre Symptome, festgelegt in der ICD-10 (International Classification of Diseases), in der nach internationaler Übereinkunft alle Krankheiten aufgelistet und definiert sind.

Die WHO zählt die Depression zu den „affektiven Störungen"

Die ICD wird unter Berücksichtigung neuer Erkenntnisse laufend überarbeitet und weiterentwickelt, derzeit liegt die zehnte Fassung vor, daher auch die Bezeichnung ICD-10. In diesem Klassifikationssystem wird, mit der Nummer F32 (die psychiatrischen Diagnosen sind im Bereich „F" abgelegt), die Depression unter den „affektiven Störungen" geführt, also unter Störungen des Gemütszustands („affectus", lat. = Gemütszustand). Was im Übrigen auch heißt, dass die WHO die Störung nicht zu den Geisteskrankheiten zählt.

Die WHO sieht Depressionen durch bestimmte Symptome charakterisiert, wobei sie noch einmal zwischen „Hauptsymptomen" und „Weiteren Symptomen" unterscheidet. Um von einer Depression sprechen zu können, müssen laut ICD-10 mindestens zwei der drei angeführten „Hauptsymptome" vorliegen und zwei „Weitere Symptome".

Depressive Episode nach ICD-10

A. Hauptsymptome
- Depressive Verstimmung
- Verlust von Interesse und Freude
- Erhöhte Ermüdbarkeit

B. Weitere Symptome
- Verminderte Konzentration und Aufmerksamkeit
- Vermindertes Selbstwertgefühl und Selbstvertrauen
- Gefühle von Schuld und Wertlosigkeit
- Negative und pessimistische Zukunftsperspektiven
- Suizidgedanken/suizidale Handlungen

- Schlafstörungen
- Appetitminderung

Leichte Depression: mindestens 2 Symptome aus A und 2 aus B
Mittelgradige Depression: mindestens 2 Symptome aus A und 3 aus B
Schwere Depression: alle 3 Symptome aus A und mindestens 4 aus B

Das heißt: Wer depressiv ist, muss gar nicht einmal „depressiv verstimmt" sein – wenn denn die beiden anderen „Hauptsymptome" vorliegen, nämlich „Verlust von Interesse und Freude" und „erhöhte Ermüdbarkeit".

Ein weiteres Kriterium, das die WHO zugrunde legt, ist die Dauer des Leidensdruckes: Mindestzeit zwei Wochen. Sie bestimmt in Abhängigkeit von der Anzahl der vorliegenden Symptome auch den Schweregrad der Depression, von leicht über mittelgradig bis schwer.

Und wenn nun das Leiden bloß über elf Tage andauert? Dann liegt nach dem ICD-10-Kriterienkatalog bei strenger Auslegung keine Depression vor. Allerdings: „Kürzere Zeiträume können berücksichtigt werden, wenn die Symptome ungewöhnlich schwer oder ungewöhnlich schnell aufgetreten sind", schreiben Rohde und Marneros (2001). „Im Vordergrund steht das Bemühen, für den klinisch tätigen Arzt im Alltag anwendbare diagnostische Kriterien zu schaffen und diese weltweit anwendbar zu machen."

Der Wille zur Kategorisierung

Die Festlegung der WHO erscheint sehr schematisch – und das ist sie auch. Genaue Auflistung, viele Unterkategorien: ein typisches Beispiel dafür, wie die heutige Medizin etwas in den Griff zu bekommen versucht, das auf den ersten Blick nicht greifbar zu sein scheint. Das, was wir vage mit „Seele" und „Geist" umschreiben, versucht sie mit einem detaillierten Kriterienkatalog dingfest zu machen. Dabei beherzigt sie, ob bewusst oder unbewusst, das 300 Jahre alte Postulat von Galileo Galilei, der heute als Begründer der Naturwissenschaften gilt: „Alles, was messbar ist, messen, und was nicht messbar ist, messbar machen."

Bei aller Bemühung um Eindeutigkeit – es bleibt ein großer Interpretationsspielraum. Denn wann liegt zum Beispiel eine „verminderte Konzentration und Aufmerksamkeit" vor?

Für den Arzt gilt es nicht nur, die Art der Depression zu erfassen, sondern auch – und das vordringlich – sie von anderen Krankheiten mit ähnlichen Verlaufsformen abzugrenzen.

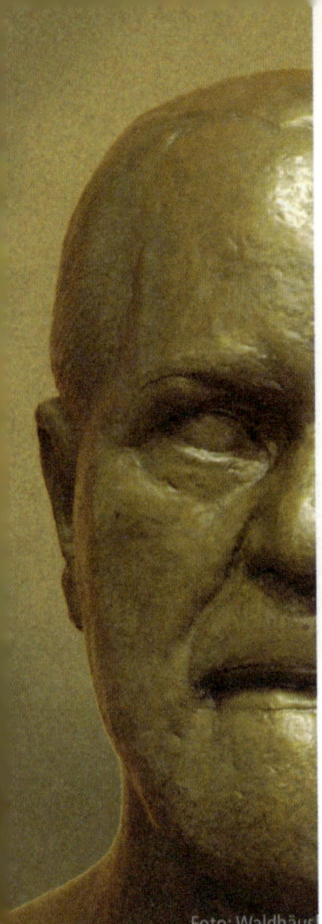

„Bei der Trauer ist die Welt arm und leer geworden"

Die Depression von anderen Phänomenen unterscheiden

Ein Mensch, der einen lieben Angehörigen bei einem Verkehrsunfall verloren hat, ist natürlich betrübt, und das in der Regel länger als zwei Wochen. Also ein Fall für den Psychiater? Ohne Zweifel erfüllt er alle Kriterien, die für eine Depression sprechen. Und dennoch liegt bei ihm wohl kein Krankheitsgeschehen vor, sondern eine ganz normale und auch sehr gesunde Reaktion, nämlich Trauer. Bedenklich wäre es vielmehr, wenn ihn der Tod des geliebten Menschen in keiner Weise berührte. Wenngleich Trauer sich zu einem depressiven Geschehen ausweiten kann.

Die natürliche Trauerreaktion ist von der Depression, einem krankhaften Geschehen, zu unterscheiden, was nicht immer leichtfällt, da die Symptome sehr ähnlich sind. „Bei der Trauer ist die Welt arm und leer geworden, bei der Melancholie ist es das Ich selbst", schrieb Sigmund Freud vor fast hundert Jahren (1917).

Die Trauer ist ein Zustand, in dem das einem widerfahrene Leid gefühlsmäßig verarbeitet wird – man spricht auch von Trauerarbeit. Der

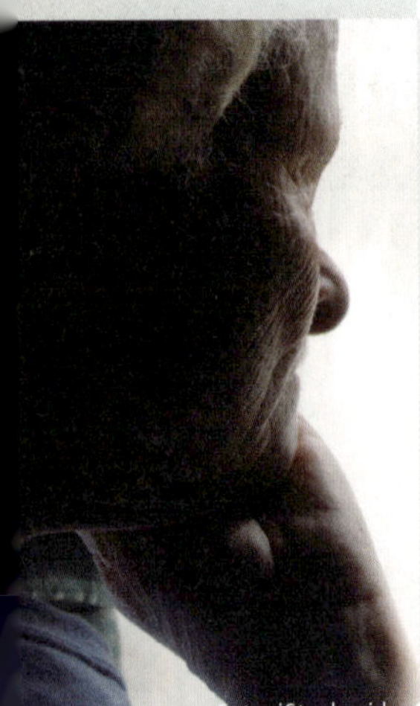

Depression ist „Nicht-Trauer"

„Ein Patient, 60 Jahre alt, 30 Jahre verheiratet, hatte den Tod seiner Ehefrau und den Trauerprozess gut überstanden. Nach Auflösung des Haushaltes wenige Monate später und Umzug in eine neue, kleinere Wohnung begann er zu grübeln, konnte sich nicht mehr freuen, lag nächtelang wach, begann sich selbst und die verstorbene Ehefrau, von der er sich nun verlassen fühlte, anzuklagen und entwickelte Suizidideen. Für ihn lag der Unterschied zwischen Trauer und Depression darin, dass er in der Trauer ‚lebensfähig' blieb, während er den Zustand der Depression als ‚Nicht-Trauer' bezeichnete, als Lähmung seiner geistigen Funktionen, seiner Kommunikationsfähigkeit, als Minderung seiner Stimmung, seiner Fähigkeit, Gefühle empfinden zu können, sowie als Beeinträchtigung seiner körperlichen Funktionsfähigkeit."
Aus: Wolfersdorf (1992) Hilfreicher Umgang mit Depressiven in Diagnostik und Therapie

Abgrenzung der Trauer von einer depressiven Reaktion*

Trauer	Depressive Reaktion
Universelle und spezifische Ausdrucksmuster	Komplexe Mischung aus Angst, Bitterkeit, Ärger und Ekel
Hinterbliebener empfindet Mitgefühl und Traurigkeit	Hinterbliebener empfindet Distanziertheit, Ungeduld und Gereiztheit
Gute, kostbare Erinnerungen an den Verstorbenen	Enttäuschende Erinnerungen oder Überschätzung des Verstorbenen
Intensive Beschäftigung mit dem Verstorbenen	Selbstbezogen; Beschäftigung mit eigenem Leid oder Selbstmitleid
Welt erscheint leer	Betroffener empfindet sich selbst als wertlos, leer
Selbstvorwürfe (oft Scham) bezogen auf spezifische Versäumnisse	Selbstanklage (Schuldgefühle) bezüglich Verfehlungen gegenüber dem Verstorbenen
Vorübergehend verminderte Zufriedenheit	Vermindertes Interesse an geschätzten Aktivitäten und Freuden, Hemmung (Antrieb, Konzentration, Entscheidung)
Zuversicht; Fähigkeit, Trost zu suchen	Hilflosigkeit, Hoffnungslosigkeit, Hinterbliebener ist untröstlich
Trauer wird subjektiv als „normaler" Zustand erlebt	Betroffener fühlt sich „anders als sonst", „krank"

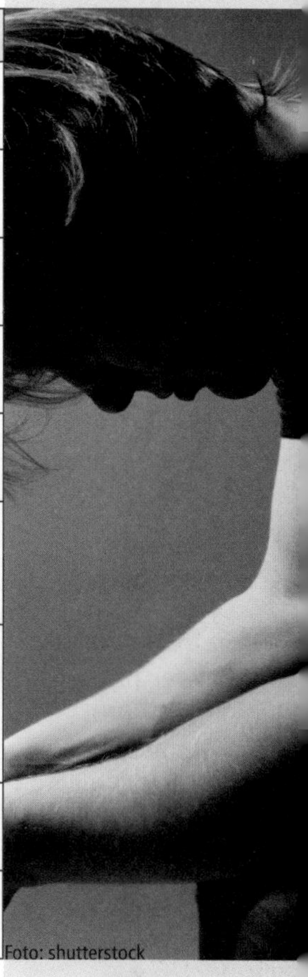

Foto: shutterstock

* Bezogen auf den Verlust einer nahestehenden Person.
Aus: Hoffmann und Schauenburg (Hrsg)(2000) Psychotherapie der Depression

Depressive wird dagegen von einem Stimmungstief regelrecht übermannt. Ein Trauernder ist ablenkbar, er kann durchaus einmal lachen, während dies dem Depressiven kaum oder nicht mehr möglich ist. Er ist nicht einmal fähig, zu trauern – gerade das Fehlen von Gefühlen ist für ihn charakteristisch.

Der Depressive ist nicht einmal fähig, zu trauern

Außerpsychische Ursachen ausschließen

Am Beginn eine gründliche Untersuchung, um außerpsychische Ursachen auszuschließen

Handelt es sich bei der krankhaften Verstimmung vielleicht gar nicht um ein psychisches Leiden, sondern vielmehr um die Folge einer Schilddrüsenfehlfunktion? Auch diese Möglichkeit muss in Betracht gezogen werden. Daher gehört – eigentlich selbstverständlich – an den Beginn der Behandlung eine gründliche Untersuchung, um außerpsychische Ursachen auszuschließen. Sonst kann es passieren, dass der Patient Antidepressiva erhält, obwohl er Medikamente gegen seine Schilddrüsenerkrankung benötigen würde. „Viele Erkrankte werden oft erfolglos über Jahre hinaus medikamentös oder auch psychotherapeutisch gegen Depression behandelt, weil eine gründliche körperliche oder neurologische Untersuchung versäumt worden ist", schreibt die Diplompsychologin und Journalistin Ursula Nuber (2000).

Eine Schilddrüsenfehlfunktion kann also depressive Zustände auslösen. Das können auch weitere organische Erkrankungen, wie Hirnschädigungen (Hirntumor, Schädel-Hirn-Trauma, zerebrovaskuläre Erkrankungen), Stoffwechselstörungen (Folsäuremangel, Cushing-Syndrom, Hyperparathyreoidismus), degenerative Erkrankungen (Morbus Parkinson, Chorea Huntington) und entzündliche Prozesse/Autoimmunerkrankungen (Multiple Sklerose, HIV-Infektion, infektiöse Mononukleose).

Organische Leiden können eine Depression auslösen. In diesem Fall spricht der Fachmann von einer „sekundären Depression". Umgekehrt können Depressionen für die Entwicklung anderer Krankheiten verantwortlich sein, beispielsweise Herz-Kreislauf-Erkrankungen – hier handelt es sich um eine „primäre Depression". Welche weiteren außerpsychischen Ursachen gibt es? Vor allem Tabletten. Einige Medikamente haben die unerwünschte Nebenwirkung, Schwermut auszulösen. Unter Umständen kann es sich also lohnen, einmal den Beipackzettel jener Medikamente genauer zu studieren, die der Kranke regelmäßig nimmt. Vielleicht entdeckt man so den Grund für sein Stimmungstief.

Wie ein Blick in die medizinische Fachliteratur zeigt, ist die Liste an Substanzen, die depressive Zustände auslösen können, gar nicht so klein. Wir geben die Auflistung von Rohde und Marneros (2001) wieder:

Nicht Stress, sondern eine Hirnschädigung war die Ursache

„Ein 40-jähriger Buchhalter und Freizeitmaler bemerkt Anfang der 80er-Jahre eine deutliche Abnahme seiner Leistungsfähigkeit und Konzentrationsstörungen. Zunächst allgemeine unspezifische Maßnahmen durch den Hausarzt, da die Problematik auf zu viel Stress und Erschöpfung zurückgeführt wird. Auftreten von Befürchtungen, dass er unheilbar krank sei, verbunden mit sozialem Rückzug, Adynamie, Antriebsmangel, Appetitlosigkeit, Gewichtsabnahme, Schlafstörungen, Sexualstörungen und vor allem ängstliche Selbstbeobachtung.
Ein Suizidversuch (Sprung aus dem Fenster) nach etwa 8-monatiger Krankheitsdauer wird von der Familie als appellativ gedeutet und nicht ernst genommen. Zu dieser Zeit finden am Arbeitsplatz organisatorische Veränderungen statt, mit denen der Patient nicht zurechtkommt. Er unternimmt erneut einen Suizidversuch; nach Einweisung in die Klinik wird die Diagnose „endogene Depression" (Anm.: endogen = aus sich selbst heraus; die Krankheitsursache wird im Körperinneren vermutet) gestellt … Die neurologische und allgemeinkörperliche Untersuchung ergibt zu diesem Zeitpunkt keinen pathologischen Befund. Unter mehrfach wechselnder antidepressiver Therapie kommt es kaum zu einer Veränderung des psychopathologischen Zustandes, auch eine Elektrokrampftherapie bringt keine wesentliche Verbesserung.
Nach einigen Wochen stationärer Aufnahme flacht die depressive Symptomatik ab, gleichzeitig Auftreten von Gereiztheit und Zunahme der Antriebsminderung. Erstmals werden Merkfähigkeits- und Gedächtnisstörungen deutlich. Der Patient vernachlässigt sich, wird ungepflegt, muss massiv vom Personal aufgefordert werden. Der klinisch-neurologische Befund ist nach wie vor unauffällig.
In der kranialen (Anm.: cranium, lat. = Schädel) Computertomographie zeigte sich eine diffuse Hirnatrophie (Anm.: Schrumpfung) mit Hinweisen auf zerebrale Durchblutungsstörungen … Die kognitiven Fähigkeiten des Patienten werden in der Folge zunehmend schlechter, die Affektivität ‚versandet', er besitzt kaum noch Eigenantrieb."
Aus: Rohde und Marneros (2001) Die vielen Gesichter der Depression

Auch an eine mögliche Hirnschädigung denken

- Blutdruckmittel: Reserpin, ß-Blocker, Clonidin, alpha-Methyldopa, Kalzium-Antagonisten, ACE-Hemmer, Diuretika
- Antiarrhythmika: Digitalis, Procainamid, Lidocain

- Lipidsenker: Cholestyramin, Pravastatin, Lovastatin
- Hormonpräparate: Kortikoide, Anabole Steroide, Orale Kontrazeptiva
- Antibiotika: Amphotericin, Cycloserin, Dapson, Ethionamid, Tetrazykline, Sulfonamide, Gyrase-Hemmer, Cephalosporine
- Typische Neuroleptika
- Antiepileptika: Phenytoin, Dilantin, Felbamat, Phenobarbital, Clonazepam
- H2-Blocker: Cimetidin, Ranitidin
- Schmerzmittel, Opiate: Antiphlogistika, Gold, Opiate, Phenacetin, Cloroquin, Pizitifen
- Entzug psychotroper Substanzen: Alkohol, Drogen, Stimulantien, Benzodiazepine, Antidepressiva, Lithium, Barbiturate, Methaqualon
- Zytostatika: Methotrexat, Vinblastin, Asparaginase, Procarbazin, Interferone, Interleukine
- Organische Lösungsmittel/toxische Substanzen am Arbeitsplatz

Unterschiedliche Formen der Depression

Liegt zweifelsfrei eine psychische Erkrankung vor, so kann die Art der Depression näher bestimmt werden. Die WHO unterscheidet die verschiedenen Formen zum einen nach der Schwere der Krankheit und zum anderen nach deren Verlauf – danach, ob sie einmalig oder wiederkehrend auftritt; ob sie nur kurz oder über längere Zeit andauert; und danach, ob sie regelmäßig in das genaue Gegenteil, in manische Phasen, umschlägt. Entsprechend ist die Einteilung:

Unipolare Depression

Die „unipolare Depression" tritt am häufigsten auf

Diese Erkrankung oder Störung (die WHO spricht von „disorder") haben wir in unserem Fallbeispiel von Herrn M. beschrieben, sie tritt von allen Depressionsformen am häufigsten auf. Wenn man im Alltag von einer „Depression" spricht, so meint man in der Regel diese Form. Der Wiener

Psychiater Hans Lenz hat sie einmal als „Krankheit der Losigkeit" bezeichnet. Der Betroffene fühlt sich lustlos, kraftlos, gefühllos, freudlos, und in der Nacht liegt er oft schlaflos wach. Er fällt in ein schwarzes Loch. Das kann nun einmalig geschehen oder in regelmäßigen Intervallen

Die Psyche fährt gewissermaßen Achterbahn

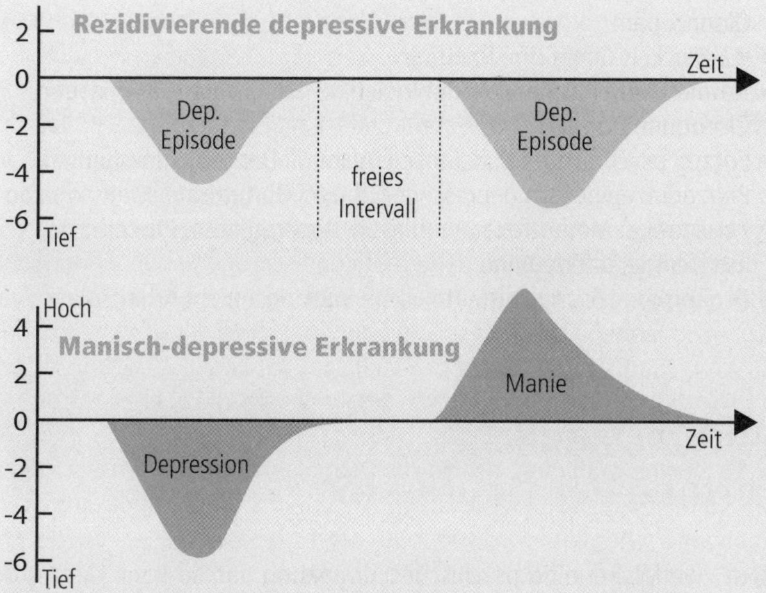

Typische Verläufe von unipolaren Depressionen (oben) und bipolaren (manisch-depressiven) Erkrankungen. Bei der bipolaren affektiven Erkrankung treten neben depressiven auch manische Phasen auf, die durch überschießende Energie, gehobene Stimmung, Rededrang und allgemeine Angetriebenheit, manchmal auch Gereiztheit gekennzeichnet sind.

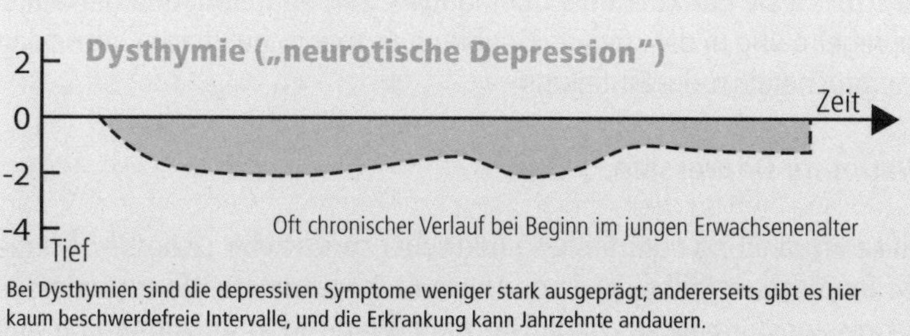

Bei Dysthymien sind die depressiven Symptome weniger stark ausgeprägt; andererseits gibt es hier kaum beschwerdefreie Intervalle, und die Erkrankung kann Jahrzehnte andauern.

Quelle: Hegerl et al. (2006) Das Rätsel Depression. Eine Krankheit wird entschlüsselt

wiederkehrend – bei Rückfällen spricht man von einer rezidivierenden (wiederkehrenden) unipolaren Störung.

Bipolare affektive Erkrankung

In diesem Fall ist der Kranke mal zu Tode betrübt, mal himmelhoch jauchzend. Ein normales Gleichmaß kennt er nicht, sein Gefühlsleben zeigt Ausreißer in beide Richtungen. Seine Psyche fährt gewissermaßen Achterbahn. Auf Phasen der Schwermut folgen Phasen der überschwänglichen Freude und Tatkraft. Während einer manischen Phase fühlen sich die Betroffenen nicht krank, sondern im Gegenteil großartig und unbesiegbar – mit oft fatalen Folgen: Das Geld wird nur so hinausgeschmissen und am Arbeitsplatz wird der Kraftprotz markiert.

Eine andere Bezeichnung lautet: manisch-depressive Erkrankung. Peter Gürtler, der einstige Chef des Hotel Sacher in Wien, war davon betroffen: Einmal konnte er ankündigen, er werde der nächste Bundespräsident, dann wieder zog er sich völlig aus der Gesellschaft zurück, und in einer dieser depressiven Phasen setzte er seinem Leben ein Ende – er erschoss sich.

Es ist eine Krankheit, bei der die Diagnose meist erst nach längerem Verlauf richtig gestellt werden kann. Angehörige und Freunde empfinden die manischen Phasen des Patienten oft als belastender als die depressiven. Kein Wunder, „schnappt" der Kranke doch in diesen Phasen geradewegs über.

In der manischen Phase ist die Hemmschwelle stark herabgesetzt

Thomas Haenel schreibt: „Die Betreffenden fühlen sich voller Energie, sie verspüren kaum mehr ein Schlafbedürfnis, arbeiten die Nächte durch oder feiern sie durch, ohne sich müde zu fühlen. Sie sind rastlos, kommen kaum zur Ruhe und verhalten sich Mitmenschen gegenüber oft distanzlos. Das Selbstvertrauen und Selbstbewusstsein ist – im Gegensatz zur Depression – deutlich gesteigert. Selbstkritisches Verhalten bleibt oft auf der Strecke: Es können ausgeprägte Größenideen auftreten, quasi mit dem Gefühl, die Welt aus den Angeln heben zu können ... Wie alles in der Manie sind auch die Einkäufe maßlos übertrieben: Man kauft sich nicht ein Paar Schuhe, sondern gleich 20 Paar oder irgendeinen Luxusartikel, der im Normalzustand nie gekauft würde. Die Hemmschwelle für Aktivitäten verschiedenster Art ist stark herabgesetzt: Es kommt zum Beispiel zu sexuellen

Abenteuern, Eskapaden und zu Beziehungen, die wahllos und unkritisch eingegangen werden … Manchmal ist es unumgänglich, einen solchen Patienten in die Klinik einzuweisen, unter Umständen sogar zwangsweise. Nicht selten kommen solche Kranke mit der Polizei in Konflikt." (2008)

Die bipolare affektive Erkrankung ist durch chronischen Verlauf (Rückfallquote etwa 90 Prozent) und ein hohes Suizidrisiko gekennzeichnet.

Dysthymie

Übersetzen lässt sich dieses aus dem Griechischen abgeleitete Wort mit „schlechter Laune" und „Verstimmung". Der Betroffene klagt darüber, dass er sich im Grunde über nichts mehr freuen kann. Das psychische Tief ist nicht so stark wie bei der unipolaren Depression, dafür hält es über einen längeren Zeitraum an, oft sogar über Jahre.

Man spricht auch von einer chronischen depressiven Verstimmung. Zwischendurch kann es immer wieder Tage oder Wochen geben, in denen es dem Betroffenen gut geht. Doch meist fühlt er sich müde, depressiv, freudlos. Dass die Symptome nicht so ausgeprägt sind, bedeutet nicht, dass er etwa weniger leidet. Ganz im Gegenteil: Der Kranke kann aufgrund der Dauer und Hartnäckigkeit seiner Verstimmung leicht verzweifeln und resignieren. Alles strengt ihn übermäßig an, es bleibt kein seelischer Raum für Entspannung und Erholung. Diese Störung tritt meist im frühen Erwachsenenalter auf.

Saisonal abhängige Depression (SAD)

Die Winterdepression müsste eigentlich Herbstdepression heißen

Diese depressive Verstimmung, landläufig auch Winterdepression genannt, tritt typischerweise nur zu bestimmten Zeiten auf – dann, wenn die Tage kürzer und die Nächte länger werden, nämlich im Herbst (sie müsste daher eigentlich „Herbstdepression" heißen). Diese Form der Depression scheint stark mit dem Lichteinfluss zusammenzuhängen. Das Licht ist, wie die Chronobiologie, die Wissenschaft von den biologischen Rhythmen, lehrt, der wesentliche Taktgeber für unsere Körperfunktionen, weil es die Ausschüttung des Hormons Melatonin anregt.

Weniger Licht als in anderen Jahreszeiten bedingt bei manchen Menschen offenbar, dass sie in trübe Stimmung verfallen. Frauen sind viermal häufiger betroffen als Männer – ein Ungleichgewicht in der Geschlechterverteilung, das wir in dieser deutlichen Ausprägung bei den anderen Depressionsformen nicht finden.

Im Frühjahr geht die „Winterdepression" oft von selbst zurück

Zwei weitere Besonderheiten kennzeichnen die SAD: Die Betroffenen haben ein vermehrtes Schlafbedürfnis und auch einen gesteigerten Appetit – diese Depression geht daher häufig mit einer Gewichtszunahme einher. Im Frühjahr bilden sich die depressiven Symptome in der Regel von selbst wieder zurück.

Postpartale Depression

Sie müsste doch, meint man, auf Wolke sieben schweben. Die Frau ist Mutter geworden, und damit ist ein Herzenswunsch von ihr in Erfüllung

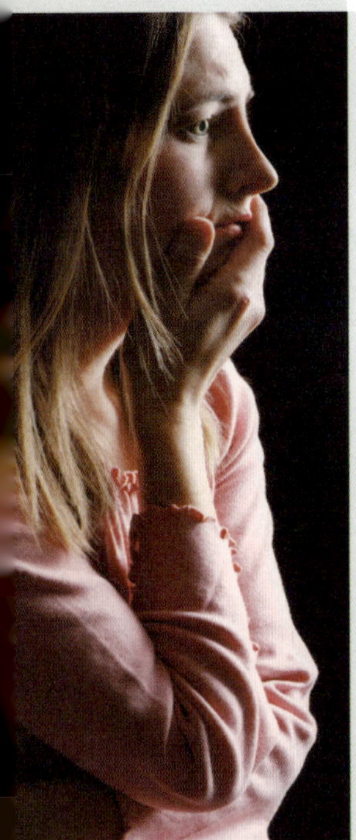

Foto: iStock_sdominick

„Ich wollte doch so gern eine perfekte Mutter sein"

„Ich hatte eine wundervolle Schwangerschaft, war stolz auf meinen Bauch, führte eine glückliche Ehe, und dieses Kind, mit dem wir fast schon nicht mehr gerechnet hatten, war ein sogenanntes Wunschkind. Auch die Entbindung war … nicht schwer, deshalb habe ich auch die Welt nicht mehr verstanden, als es mir bereits 36 Stunden nach der Entbindung psychisch sehr schlecht ging. Dies äußerte sich durch innere Unruhe, ich konnte weder schlafen noch essen, fast ständiges Weinen und wenig später durch Äußerungen wie: ‚… wenn ich nicht so feige wäre, würde ich aus dem Fenster springen.'
Ich hatte überhaupt keine Freude an meinem Kind, ganz im Gegenteil, ich hätte mir gewünscht, das Kind zurückgeben zu können, weil ich solche Angst vor ihm hatte und der Meinung war, ich würde es niemals gut und richtig versorgen können. Im Krankenhaus hat man meinen Zustand damit abgetan, dass es vielen Müttern so gehe und dass ich mich zusammenreißen müsse, damit ich mein Kind stillen könne und damit mir mein Mann nicht wegliefe … Ich wollte doch so gerne eine perfekte Mutter sein und hatte mir während der Schwangerschaft ausgemalt, wie schön alles werden würde. Daher habe ich mich immer wieder unter Aufbringung der letzten Kräfte ‚zusammengerissen', natürlich auch, weil ich enorme Schuldgefühle meinem Kind und meiner Familie gegenüber hatte …"
Aus: Rohde und Marneros (2001) Die vielen Gesichter der Depression

gegangen. Obendrein ist das Kind gesund, süß und herzig. Aber nein, die Frau ist ein heulendes Elend.

Kein Einzelfall: Die Geburt eines Kindes läutet in 10 bis 15 Prozent der Fälle eine Depression der Mutter ein, unabhängig davon, ob sie sich das Kind gewünscht hat oder nicht, ob es gesund ist oder nicht. Plötzlich freuen sich diese Mütter nicht mehr über ihr Kind, ja sie zeigen gar eine gewisse Gefühllosigkeit ihm gegenüber.

Endlich Mutter geworden – und doch ein heulendes Elend

Warum diese paradoxe Reaktion? Dafür gibt es mehrere Erklärungen. Die einen führen als Grund den sogenannten Ambivalenzkonflikt an: Die Mutter liebt ihr Kind, verliert aber auch einen Teil ihrer Autonomie, vielleicht mit der Aufgabe ihres Berufes auch ihre finanzielle Unabhängigkeit. Sie trägt nun größere Verantwortung – da gibt es einen Erdenbürger, der unmittelbar von ihr abhängig ist. Das kann als schwere Bürde empfunden werden.

Andere machen für die depressive Verstimmung hormonelle Ursachen verantwortlich: Die Östrogenkonzentration im Blut ist während der Schwangerschaft etwa 200-mal höher als sonst. Dieser Wert fällt nach der Entbindung innerhalb weniger Tage auf den Normalwert zurück. Der Hormonhaushalt gerät ziemlich durcheinander. Dass davon die Stimmungslage der Mutter nicht unberührt bleibt, liegt auf der Hand.

Bei der postpartalen Depression ist zwischen einer leichteren und einer schwereren Form zu unterscheiden:

- Die leichtere Form sind die sogenannten Heultage, auch Baby-Blues genannt. Es handelt sich dabei um eine kurzfristige, eher harmlose Verstimmung, die keiner Behandlung im engeren Sinn bedarf. Sie kommt bei etwa 25 bis 50 Prozent aller Wöchnerinnen vor.
- Die schwerere Form ist die Psychose, eine psychische Störung, die mit zeitweiligem Verlust des Realitätsbezuges einhergeht. Sie tritt bei 1 bis 2 Prozent der Frauen auf.

Es zeigt sich, dass soziale Unterstützung ein wirksamer Schutz gegen diese Form der Depression ist – und auch, dass gerade eine schlechte Partnerbeziehung sie fördert.

Schwierige Zuordnung

Alles theoretisch schön unterteilt und kategorisiert. Allein, die richtige Zuordnung ist kein leichtes Unterfangen. Der Arzt muss sich im Gespräch ein Bild vom Patienten machen. In der Regel kann der keine genauen Angaben liefern, weiß er doch selbst nicht, was mit ihm los ist. Er fühlt sich unwohl, bedrückt, ohne Ziel und Lust, einfach leer.

Bei einem Beinbruch weiß der Betroffene, ja, da war der Schiunfall. Bei einer Depression kann er dagegen oft nicht einmal sagen, wann sie begonnen hat.

Wo genau tut es weh? Was belastet Sie vor allem? Warum fühlen Sie sich bedrückt? Das Nachfragen des Arztes bleibt nicht selten ohne Ergebnis, weil der Kranke in vielen Fällen selber ratlos ist.

Eine Empfindung lässt sich nicht so eindeutig beschreiben wie ein Gegenstand. Von einer Vase kann man sagen, welche Farbe sie hat, welche Größe und welche Form, doch wie beschreibt man ein Gefühl der absoluten Leere? Der Kranke nimmt Vergleiche und Bilder zur Hilfe, so gut es geht, in der Hoffnung, dass der Arzt etwas mit diesen Umschreibungen anfangen kann.

Das Klassifikationsschema der WHO ist nicht viel mehr als eine Orientierungshilfe

Liegt eine vorübergehende Verstimmung vor oder eine Erkrankung? Eine einmalige oder eine wiederkehrende Depression? Keine leichte Aufgabe für den Arzt, zumal das Klassifikationsschema der WHO nicht viel mehr als eine Orientierungshilfe ist. Eine Orientierungshilfe, die erstens jederzeit revidiert werden kann und zweitens längst nicht die einzige ist. So ist die Depression in Amerika anders definiert als bei uns, festgelegt von der Amerikanischen Psychiatrischen Vereinigung im DSM (Diagnostic and Statistical Manual of Mental Disorders – Diagnostisches und statistisches Handbuch psychischer Störungen).

Und auch bei uns findet man in Medizinbüchern eine Vielzahl anderer Unterteilungen. Da ist etwa vom „agitiert-depressiven Syndrom" die Rede, von der „maskierten Depression" oder von der „heiteren Depression".

Was eine „heitere Depression" ist? Nun, da verbirgt der Betroffene sein seelisches Leid hinter einer durchaus glaubwürdig zur Schau getragenen Maske von Sorglosigkeit und Heiterkeit. Sein Verhalten entspricht nicht seinem tatsächlichen Befinden. Der Betroffene möchte – ob bewusst oder nicht – sein wahres Inneres nicht preisgeben. Mediziner sprechen hier auch von einer „Extremform der maskierten Depression."

Begriffe über Begriffe. Sie alle sind um Klarheit und Eindeutigkeit bemüht, doch insgesamt schaffen sie eher Verwirrung. Schließlich kommt noch hinzu, dass der Ausdruck „Depression" längst Einzug in die Umgangssprache gefunden hat. Dort erfreut er sich eines geradezu inflationären Gebrauchs. Die Wirtschaft kann eine „Depression" erleiden – soll heißen: einen Einbruch. Oder das Wetter macht einen „depressiv" – soll heißen: die Sonne scheint nicht. Oder wir fühlen schon am Morgen eine „Depression" – soll heißen: wir haben schlecht geschlafen.

Die Breite der Bedeutung führt zu Unschärfen, die Unschärfen führen zu Missverständnissen – eine Quelle der Verwirrung. „Der alltägliche Erfahrungshintergrund wird den Zuständen nicht gerecht, die ein Mensch erlebt, der an einer schweren Depression im medizinischen Sinne erkrankt. Hier sind nicht nur die depressive Stimmung und andere Begleiterscheinungen sehr viel intensiver und über eine längere Zeit anhaltend, sondern auch die Qualität des Erlebens ist in fundamentaler Weise verändert. Beispielsweise berichten viele Patienten von dem Gefühl, innerlich wie versteinert, wie abgestorben zu sein, eben gerade keine Gefühle wie Trauer und Melancholie empfinden zu können", schreibt Ulrich Hegerl, Direktor der Klinik für Psychiatrie der Universität Leipzig. (2005)

Nun gibt es auch in der Medizin die unheilvolle Tendenz, „eine unscharfe und eher zu breite Diagnose" zugrunde zu legen, wie Hegerl kritisiert. Selbst in medizinischen Fachbüchern findet man Begriffe wie „Umzugsdepression", „Prüfungsdepression" und „Schuldepression" – jede etwas höhere Belastung wird bereits mit dem Etikett „Depression" versehen. Eine gefährliche Entwicklung, da sie auf Kosten der wirklich schwer Erkrankten geht.

Jede etwas höhere Belastung wird bereits mit dem Etikett „Depression" versehen

Es soll nicht in Abrede gestellt werden, dass ein Wohnungsumzug schlaflose Nächte bereiten kann – doch das hat eine andere Dimension als wenn ein schwer depressiv Erkrankter nicht mehr weiterweiß und den einzigen Ausweg im Suizid sieht. Die Ausweitung des Depressionsbegriffs führt nicht zuletzt dazu, dass Ressourcen verbraucht werden, die besser denen gezielt zugute kommen sollten, die sie bitter notwendig haben. Diesen Aspekt möchten wir im nächsten Kapitel näher ausführen.

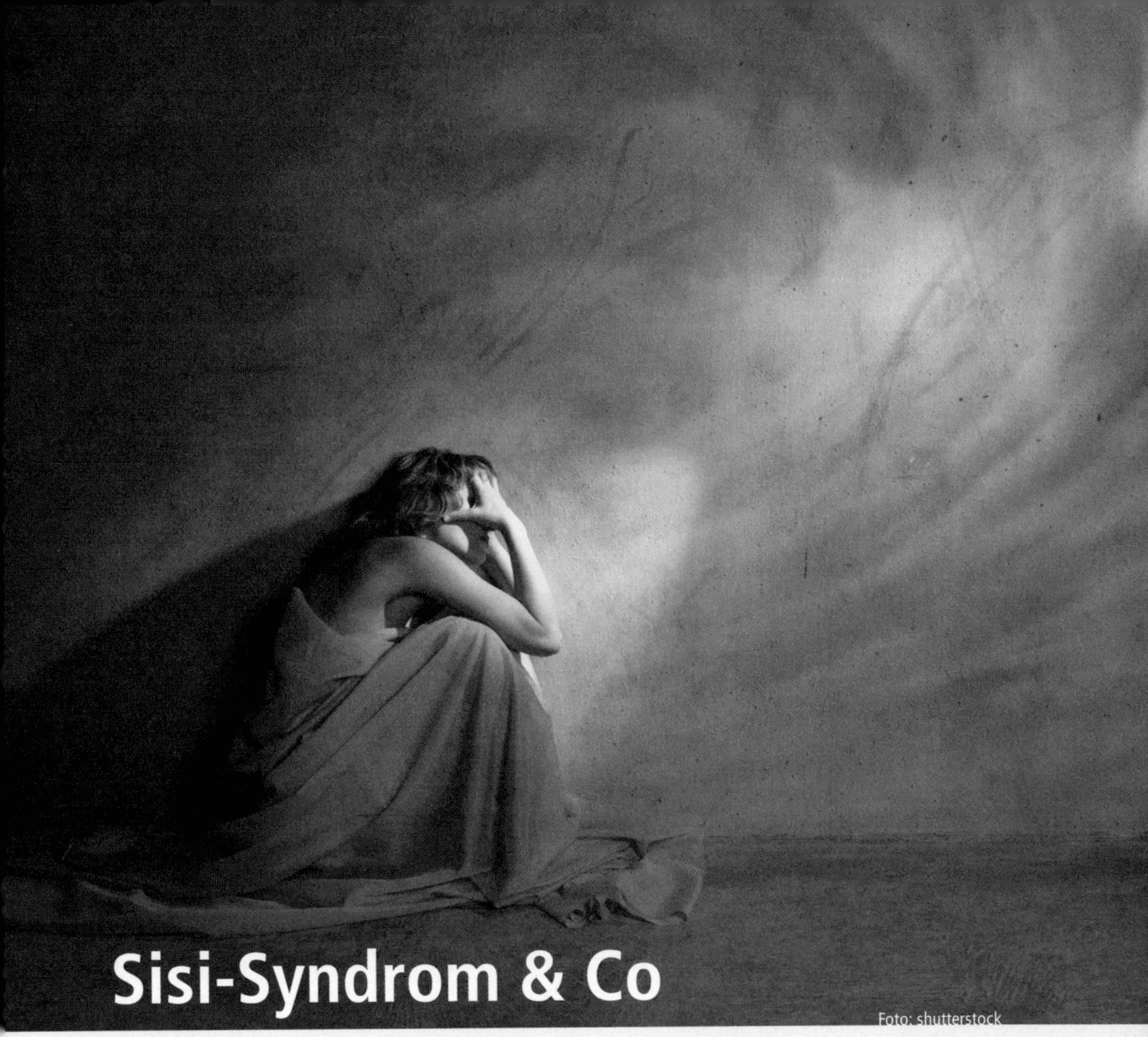

Sisi-Syndrom & Co

Foto: shutterstock

Bedenkliche Ausweitung der Diagnose „Depression“

Wie eine Krankheit erfunden wird

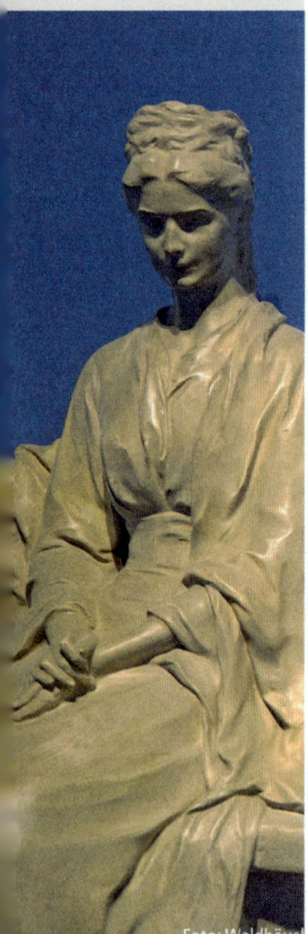

Foto: Waldhäusl

Sisi-Syndrom: ein neues Volksleiden? Nein, nur eine Erfindung der Industrie!

Die Depression ist dabei, in der öffentlichen Wahrnehmung eine seltsame Wandlung durchzumachen. Früher war ihre Anerkennung als „wirkliche Krankheit" umstritten. Später wurde beklagt, dass Depressionen gerade von praktischen Ärzten oft nicht richtig erkannt und die Erkrankten daher auch nicht adäquat behandelt würden. Und nun scheint ein neuer Trend dahin zu gehen, auch leichtere Formen von Betrübnis und Missstimmung mit dem Etikett „Depression" zu versehen und damit als behandlungsbedürftige Krankheit darzustellen.

Sie fühlen sich ausgeglichen und sind soweit eigentlich recht frohgemut? Vorsicht, kann es da von ärztlicher Seite heißen, vielleicht handelt es sich hier um die Symptome einer versteckten Schwermut! Sie sind krank, bloß wissen Sie das nicht. Sie fühlen sich sorglos – doch im Grunde sind Sie schwer depressiv und sollten sich in ärztliche Behandlung begeben.

Kein Witz! Diese Krankheit gibt es in der Tat. Oder besser gesagt: diese Krankheitserfindung. Sie heißt „Sisi-Syndrom" und ist benannt nach Kaiserin Elisabeth (Sisi). Die Betroffenen würden typischerweise eine ruhelose Aktivität an den Tag legen.

Der Name klingt gut. Erstmals wurde diese vorgebliche Krankheit 1998 in einer einseitigen Anzeige des Unternehmens SmithKline Beecham (inzwischen GlaxoSmithKline) vorgestellt. Es fanden sich auch Universitätsprofessoren, die bestätigten: Diese versteckte Form der Depression wiege deshalb besonders schwer, weil sie von den Betroffenen nicht auf Anhieb erkannt werde. Paroxetin sei das Mittel der Wahl zur Behandlung des Sisi-Syndroms. Die Medien griffen das Thema bereitwillig auf.

Forscher der Klinik und Poliklinik für Psychosomatik und Psychotherapie des Universitätsklinikums Münster entlarvten in einem Fachartikel der Zeitschrift „Nervenarzt" (5/2003) dieses vermeintliche Volksleiden als bloße Erfindung der Industrie. Ihre Auswertung der Fachliteratur hatte ergeben, dass das Krankheitsbild nicht begründet werden kann: „Die starke Präsenz des ‚Sisi-Syndroms' in den Medien steht in deutlichem Widerspruch zur fehlenden wissenschaftlichen Evidenz. Eine hohe Bedeutung des Themas für GlaxoSmithKline kann angenommen werden, da, neben der finanziellen Unterstützung der wissenschaftlichen

Untersuchungen, die gesamte Medienpräsenz, einschließlich der Monographie von Voll, gezielt durch eine von GlaxoSmithKline beauftragte PR-Agentur umgesetzt wurde, um über ein ‚Trommelfeuer' in den Medien das Sisi-Syndrom als neue Depression zu etablieren (http://www.wedopress.de)."

Das heißt also: Es gibt diese neue Krankheit gar nicht. Sie ist anscheinend von einem Pharmaunternehmen in die Welt gesetzt worden, das ein handfestes Interesse daran hat, seine Medikamente zu verkaufen. Oder wie es die Forscher des Universitätsklinikums Münster sagen: „Die Etablierung des ‚Sisi-Syndroms' im deutschsprachigen Raum scheint ein Beispiel zu sein, über die Erweiterung des Krankheitsspektrums oder der Schaffung neuer Krankheiten neue Märkte zu eröffnen." Und sie beklagen, dass es für Ärzte immer schwieriger werde, seriöse Untersuchung von bloßer Propaganda zu unterscheiden: „Gerade Primärärzte können sich über Entwicklungen in der Medizin meist nur anhand der Aussagen von Fachleuten des entsprechenden Fachgebiets informieren. Werden diese jedoch von der Industrie als Meinungsbildner gefördert, muss die verlangte Objektivität in Frage gestellt werden … Gerade in den im primärärztlichen Bereich weit verbreiteten Journalen scheint ein Nachholbedarf vorhanden zu sein, als Werbung eingesetzte ‚Informationen' der pharmazeutischen Industrie entsprechend zu kennzeichnen."

Die Worte der Universitätsprofessoren aus Münster stimmen nachdenklich. In der Tat kommen laufend neue Unterkategorien der Depression dazu, und zunehmend sinkt die Schwelle, jenseits derer jemand als krank und behandlungsbedürftig gilt. Inzwischen gibt es etwa auch die „Paradies-Depression". Noch so eine besondere Form einer vermeintlichen Erkrankung: Die Betroffenen, heißt es, klagen gerade im Urlaub über Gliederschmerzen und Kopfweh. Was dagegen hilft? Psychopharmaka! – sagt die psychopharmazeutische Industrie.

Wird in Amerika demnächst auch Schwulenhass zu den psychischen Störungen zählen?

Die Amerikanische Psychiatrische Vereinigung hatte 1952 noch 106 verschiedene psychische Störungen aufgeführt. 1986 waren es 182, 1980 bereits 265 und 1994 ganze 297. In nicht einmal fünfzig Jahren hat sich die Zahl fast verdreifacht! Und bei vielen Störungen wurde die Diagnoseschwelle nach unten verschoben. Amerikanische Psychiater diskutieren mittlerweile, ob auch Rassismus und Schwulenhass möglicherweise als psychische Störung einzustufen sind …

Der Trend zur Medikalisierung

Die Diagnosen werden also stetig ausgeweitet. Ist diese Entwicklung ein Hinweis darauf, dass die Wissenschaft immer feiner arbeitet und Krankheiten entdeckt, die bisher übersehen wurden? Nein, sagen kritische Beobachter, es würden heute vielmehr normale Wechselfälle des Lebens kurzerhand zu Krankheiten erklärt. Wer sich für gesund hält, ist einfach nicht gründlich genug untersucht worden, sagt ein aktuelles Bonmot.

Normale Wechselfälle des Lebens werden zu Krankheiten erklärt

Es ist ein Trend festzustellen, der ein bezeichnendes Licht auf den Zustand unserer Gesellschaft wirft, meint der Sozialpsychiater Klaus Dörner, ehemaliger Ärztlicher Leiter der Westfälischen Klinik für Psychiatrie, Psychosomatik und Neurologie in Gütersloh und inzwischen im Ruhestand: „Vier Fünftel dessen, was heute als psychisch krank gilt, haben noch vor 30 Jahren sämtliche Fachleute als Spielarten des Normalen angesehen. Ein Stück weit haben wir verlernt, dass Leiden – auch seelisches Leiden – zum Leben dazugehört."

Demut, das scheint insbesondere in der westlichen Welt ein Fremdwort geworden zu sein. Demut gegenüber dem natürlichen Lauf des Lebens mit seinen Höhen und Tiefen – nun soll es nur noch Höhen geben. Demut auch gegenüber Schicksalsschlägen, die unsere Vorfahren noch

„Je teurer, desto besser"

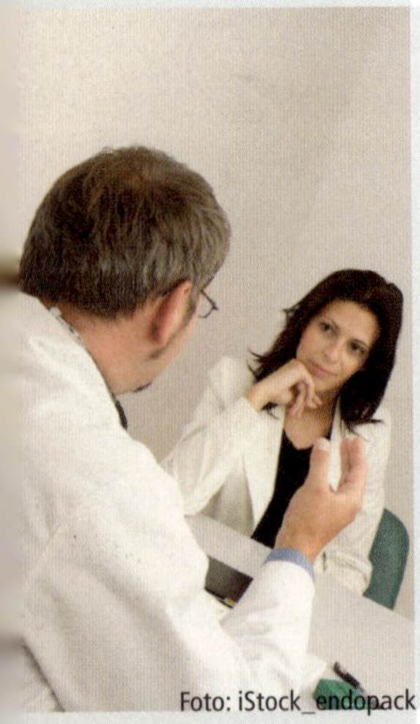

Foto: iStock_endopack

„Es gibt keine ‚Götter in Weiß' mehr. Aus der ‚eminenzorientierten' ist eine ‚evidenzbasierte' Medizin geworden. Die Erfüllung vieler rechtlicher und fachlicher Vorschriften ist zum Ersatz für eine von Menschen verantwortete Medizin geworden. Diagnostische Prozeduren – je teurer, desto besser – bringen den Ärzten Erlöse und der Industrie Gewinne. Labor und apparative Untersuchungen gaukeln dem Kranken und dem, der ihn behandelt, eine Wirklichkeit vor, die mit dem eigentlichen Problem, dem Grund, warum ein Arzt aufgesucht wird, oft wenig zu tun hat. Hinter den Ziffern der internationalen Klassifikation der Krankheiten bzw. den DRGs (Diagnosis Related Groups) verbirgt sich eher der Ehrgeiz, möglichst viel abrechnen zu können, als die Bemühung um lehrbuchgemäße Diagnosen, auf deren Grundlage dem Patienten die notwendige Therapie zuteil werden kann."
Aus: Dörner (2008) Die Krise der heutigen Medizin

als Gottes Fügung hinnahmen. Heute meint schon krank zu sein, wer sich nicht topfit fühlt. Es geht mir gut – selbst das reicht nicht mehr, denn verbessern lässt sich immer etwas, diese Einstellung macht Carl Elliott unter seinen amerikanischen Mitbürgern aus (2003). Manche sprechen bereits von einem regelrechten „Gesundheits- und Körperwahn". Das einzige Ziel scheint ein möglichst störungsfreies und schmerzloses Leben zu sein.

Die Menschen schauen heute mehr auf ihre Gesundheit als in früheren Jahren, werden aber deshalb nicht unbedingt gesünder. Denn der gesundheitsbewusste Bürger ist keineswegs automatisch auch der gesunde Bürger, sagt der deutsche Philosoph Hans-Georg Gadamer, der Gesundheit als „selbstvergessenes Weggegebensein an die privaten, beruflichen und sozialen Lebensvollzüge" definiert (1993). Wer seinen

Der gesundheitsbewusste Bürger ist nicht unbedingt der gesunde Bürger

Möglichst viel und möglichst schnell

„Leider hat sich diese Hast des modernen Lebens längst auch unserer geringen Muße bemächtigt; unsere Art, zu genießen, ist kaum weniger nervös und aufreibend als der Betrieb unserer Arbeit. ‚Möglichst viel und möglichst schnell' ist die Losung. Daraus folgt immer mehr Vergnügung und immer weniger Freude … Von diesen Übeln bleibt auch der Reiche nicht verschont. Er könnte wohl, aber er kann nicht. Man muss mitmachen, auf dem Laufenden bleiben, sich auf der Höhe halten. So wenig wie andere weiß ich ein Universalrezept gegen diese Missstände. Ich möchte nur ein altes, leider ganz unmodernes Privatmittel in Erinnerung bringen: Mäßiger Genuss ist doppelter Genuss. Und: Überseht doch die kleinen Freuden nicht … Mit der Gewohnheit des Maßhaltens ist die Genussfähigkeit für die ‚kleinen Freuden' innig verknüpft. Denn diese Fähigkeit, ursprünglich jedem Menschen eingeboren, setzt Dinge voraus, die im modernen Tagesleben vielfach verkümmert und verloren gegangen sind, nämlich ein gewisses Maß an Heiterkeit, von Liebe und von Poesie. Diese kleinen Freuden, namentlich dem Armen geschenkt, sind so unscheinbar und sind so zahlreich ins tägliche Leben gestreut, dass der dumpfe Sinn unzähliger Arbeitsmenschen kaum noch von ihnen berührt wird. Sie fallen nicht auf, sie werden nicht angepriesen, sie kosten kein Geld! (sonderbarerweise wissen gerade auch die Armen nicht, dass die schönsten Freuden immer die sind, die kein Geld kosten.)"
Aus: Hesse (1977) Kleine Freuden

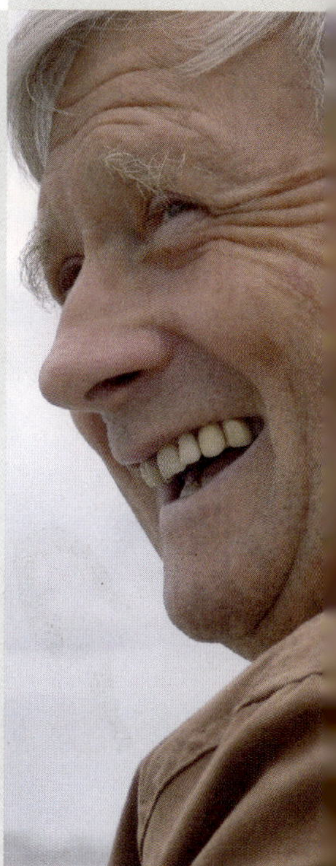

Foto: iStock_Joss

Körper ständig auf Krankheitszeichen abhört und alle Anstrengungen unternimmt, seine Fitness zu erhalten, kommt nach Ansicht des Philosophen nicht zur Ruhe.

Der Psychoanalytiker Horst-Eberhard Richter (1979) spricht in diesem Zusammenhang auch von der „Krankheit, nicht leiden zu können". Der Schmerz, sagt er, müsse als unabschaffbarer Teil des Lebens akzeptiert werden. Nötig sei eine gewisse Gelassenheit gegenüber den eigenen Unzulänglichkeiten, eine Duldsamkeit gegenüber den natürlichen Schicksalsschlägen. Nur so könne der Einzelne Frieden mit sich und seiner Umgebung finden – sich also gesund fühlen. Wie schrieb schon vor gut 200 Jahren der Königsberger Philosoph Immanuel Kant: „Sich belauschen zu wollen, ist entweder schon eine Krankheit des Gemüts (Grillenfängerei), oder führt zu derselben und zum Irrhause."

Früher ging man mit seinen Problemen zum Pfarrer, heute geht man zum Psychiater

Früher ging man mit seinen Problemen zum Pfarrer, heute geht man zum Psychiater oder zum Psychotherapeuten. Im Jahr 2007 wandten die österreichischen Sozialversicherungen 31 Millionen Euro für die Finanzierung psychotherapeutischer Behandlungen auf – 50 Prozent mehr als noch fünf Jahre davor. Früher gab die Religion vielen Menschen Halt, heute geht es nur noch darum, „gut drauf zu sein". Früher kaschierte man sein seelisches Leid, heute gehört es fast zum Party-Talk. Kein Burn-out? Der Mensch arbeitet wohl nicht richtig!

Kritiker machen einen Trend zur Medikalisierung aus, zu der Überzeugung, dass jedes Problem wie auf Knopfdruck von Ärzten behoben werden kann und auch soll. Egal ob es sich um einen Beinbruch oder um seelisches Leid handelt. Der Arzt wird's schon richten. Schließlich muss man morgen wieder funktionieren.

Der Mythos einer geradezu gottähnlichen und allmächtigen Medizin lebt. „Es kann doch nicht sein, dass es keinen Ausweg, keine Abhilfe, keine technischen Hilfsmittel gibt, mit denen die Lage zu bessern wäre! Experten müssen her – und wenn sie versagen, muss man sie eben besser bezahlen … Früher wurden angesichts übermächtiger Lebensprobleme Orakel oder Seher befragt, Götter angerufen, Opfer dargebracht: auch das Versuche, die Ereignisse wieder unter Kontrolle zu bringen, das Gesetz des Handelns an sich zu reißen. Heute bauen wir lieber auf Technik und Wissenschaft. Dies gilt auch im Bereich der Heilkunde. Im Zuge der Säkularisierung und Profanisierung unserer Welt sind viele unserer ja

Heiler gesucht, nicht mehr Tröster

„Es gehört zu den Wesensmerkmalen unseres profanierten Jahrhunderts, dass wir nicht nach einem Tröster, sondern nach einem Heiler verlangen. Nicht mehr das künftige Seelenheil soll für das Jenseits gerettet werden, sondern der Körper hat gegenwärtig so zu funktionieren, wie wir das gerne hätten: Schön, kräftig und schmerzfrei soll er unserem Erlebnishunger zur Verfügung stehen! Nicht eine andere, bessere Welt interessiert uns, sondern die bedrohte Fitness im Diesseits, im ‚Hier und Jetzt'. Und wenn es die Schulmedizin nicht geschafft hat, die Geißel Krebs zu besiegen – der Heilpraktiker, der Homöopath, der philippinische Wundermagier mit seinen begnadeten Händen: sie werden es, sie müssen es schaffen. Wer hilft denn sonst, wenn keiner hilft?"
Aus: Bastian (2001) Krankheit auf Rezept? Die populären Irrtümer der Medizin

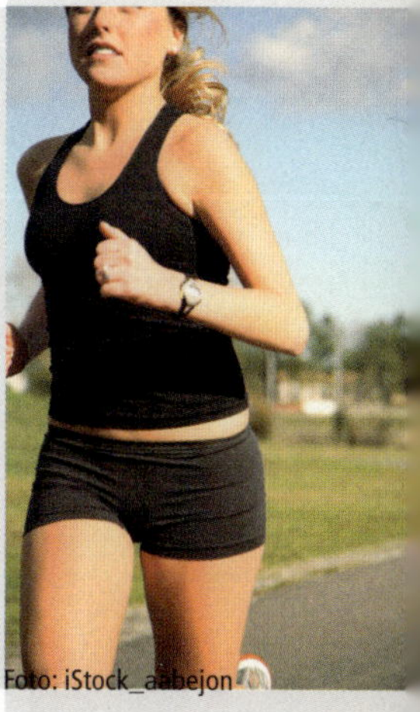

Foto: iStock_aabejon

nicht spurlos entschwundenen Heilserwartungen und Erlösungswünsche, die sich einst an Religion und Kirche richteten, dem neuen, diesseitig orientierten Hoffnungsträger Medizin angehaftet worden. Die Heilkunst von heute ist nicht nur zuständig für körperliche Genesung, sondern auch für das ‚Seelenheil', und sie wird als neue sinnstiftende Instanz in jenes Vakuum hineingesaugt, das der Niedergang religiöser Gewissheiten hinterlassen hat", schreibt der deutsche Arzt und Publizist Till Bastian (2001).

Die Medizin soll's richten

Ein Zeichen unserer Zeit ist, dass wir große Erwartungen in die Medizin setzen – sie soll uns für den Alltag im wahrsten Sinn des Wortes fit spritzen – und damit auch ein Stück Eigenverantwortung abgeben. Wie der Medizinredakteur des Nachrichtenmagazins „Der Spiegel", Jörg Blech, in seinem Buch „Die Krankheitserfinder. Wie wir zu Patienten gemacht werden" (2003) ausführt, wird dieser Trend von einzelnen Ärzteverbänden und der Pharmaindustrie nach Kräften unterstützt. Verständlich, auch diese Menschen wollen in Brot und Lohn stehen, und das können sie nur, wenn ausreichend viele Menschen krank sind oder eben für krank erklärt werden. Gäbe es keine Krankheiten mehr, dann gäbe es auch keine Pharmafirmen mehr – jene Unternehmen, die zu den umsatzstärksten und mächtigsten überhaupt zählen. Oder wie es die Hamburger

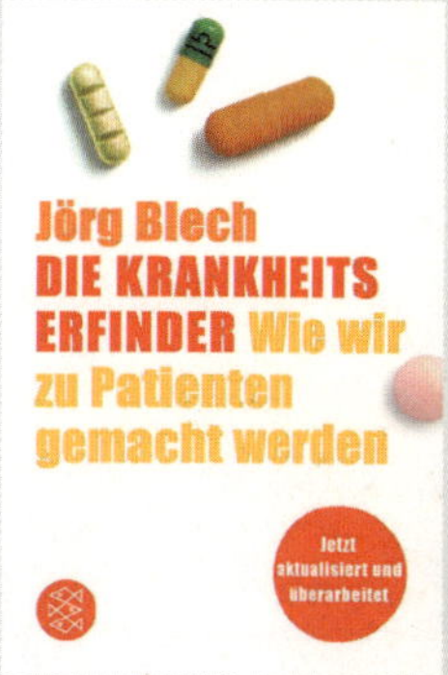

Wochenzeitung „Die Zeit" einmal ausdrückte: „Die pharmazeutische Industrie vermarktet Krankheiten wie Schuhe oder Autos."

Wo Bedarf fehlt, müssen Bedürfnisse geweckt werden

Man muss es nüchtern betrachten. Die Pharmafirmen sind börsennotierte Wirtschaftsunternehmen, als solche sind sie ihren Aktionären verpflichtet, sprich: am Jahresende muss ein Gewinn dastehen. Je größer der ausfällt, umso besser. Was machen, wenn der entscheidende Durchbruch in Sachen Krebs oder Aids ausbleibt? Man versucht, den nötigen Medikamenten-Umsatz in den angestammten Feldern zu erzielen. Zu diesem Zweck werden, siehe das „Sisi-Syndrom", kurzerhand auch Krankheitsbilder erfunden.

Die Lebenserwartung steigt, nie hat sich eine Gesellschaft bewusster ernährt und mehr Sport getrieben als heute. Muss man den Menschen ihre Zipperlein also einreden, wenn sie jetzt weniger krank werden? „Für die Medizinindustrie bildet die Diagnose die Geschäftsgrundlage und zugleich das erste Glied der Wertschöpfungskette", analysiert Jörg Blech (2003). Wo kein Bedarf ist, werden Bedürfnisse geschaffen, in erster Linie über Kampagnen, um vermeintliche Krankheiten bekannt zu machen. „Statt Werbung für ein Produkt machen Pharmakonzerne Werbung für Krankheiten", schreibt das österreichische Wirtschaftsmagazin „Trend" in seiner Titelgeschichte „Die Tricks der Pharmaindustrie" (10/2008).

Medikamente dürfen in der EU nicht beworben werden, also setzt die Industrie auf „Aufklärungskampagnen"

Rezeptpflichtige Medikamente dürfen in der Europäischen Union nicht direkt beworben werden, doch sogenannte Aufklärungskampagnen (auch Awarenesskampagnen genannt) sind erlaubt. Und das nutzt die Industrie. Mal wird mit großem Werbeaufwand die „erektile Dysfunktion" des Mannes, mal die „unentdeckte Volkskrankheit" Depression beklagt. Manche Krankheitsfälle mögen so tatsächlich entdeckt werden, viele Menschen werden aber nur verunsichert: Ich fühle mich manchmal niedergeschlagen – ob ich vielleicht ernsthaft krank bin? Ich sollte mal zum

Doktor gehen. Und wenn derjenige es tatsächlich macht, ist die Rechnung der Kampagne-Initiatoren aufgegangen.

Zur Strategie der Pharmafirmen gehört es, Selbsthilfegruppen großzügig zu unterstützen. Scheinbar eine uneigennützige Tat, doch diese Selbsthilfegruppen sind für die Unternehmen von unschätzbarem Wert. Sie eröffnen den Zugang zu Patienten, sind wichtige Meinungsmacher und dürfen, was die Industrie nicht darf: Arzneimittel offen beim Namen nennen und über ihre Erfahrungen damit berichten.

Auch bei Kongressen und Weiterbildungsveranstaltungen treten Pharmafirmen als Geldgeber auf. Schließlich ist das eine geeignete Plattform, ihre neuesten Produkte zu bewerben. In früheren Zeiten wurden dem Chef einer Universitätsklinik und seinen Oberärzten alle Reisespesen großzügig erstattet, deren Familien mit auf einen Kurzurlaub eingeladen – das versucht nun die Regierung mit ihrem Anti-Korruptionsgesetz zu unterbinden.

Gutes Geld für willfährig erbrachte Leistungen

Doch nach wie vor steigen honorige Medizinprofessoren für Pharmafirmen in den Ring. Sie publizieren entsprechende Studien und treten bei Pressekonferenzen auf. Ein Dienst, der von den Firmen üppig vergütet wird. „Bekannte Mediziner streichen bei Ärztekonferenzen 5.000 Euro ein", schreibt das österreichische Wissenschaftsmagazin „heureka" (5/2003). Branchenintern werden diese willfährigen Geister „Mietmäuler" ge-

Wie unabhängig ist die Forschung?

„Selbst wenn man niemandem Bestechlichkeit unterstellen will: Zweifel, ob alle Forscher und Ärzte immer so unabhängig sind, wie sie sein sollten, stellt sich unweigerlich ein. Von den 170 Wissenschaftlern, die an der vierten Fassung des Diagnosehandbuchs DSM mitarbeiteten, hatten mehr als die Hälfte finanzielle Beziehungen zur Industrie – meist in Form von Forschungsförderungen. In den Arbeitsgruppen zu Depression und Schizophrenie ergab eine kürzlich im Fachmagazin Psychotherapy and Psychosomatics erschienene Untersuchung. ‚Die Verbindungen zwischen Pharmaindustrie und Forschern sind besonders eng in jenen Bereichen, in denen vor allem Medikamente zur Behandlung eingesetzt werden', schreiben die Autoren."
Aus: „ZEIT Wissen" 2/2008

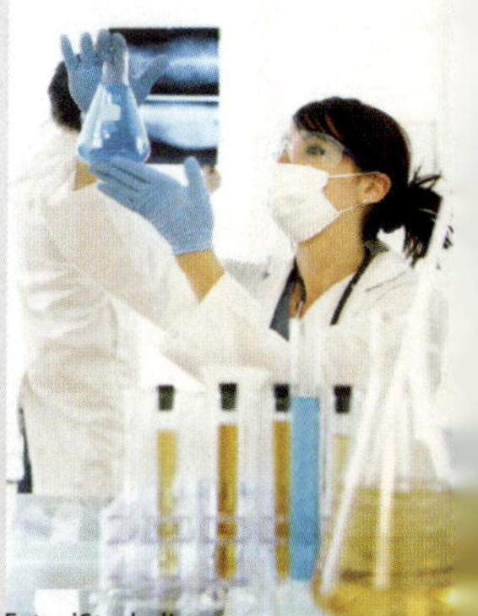

Foto: iStock_lisegagne

nannt. Der Journalist Hans Weiss hat in seinem Buch „Die korrupte Medizin" (2009) aufgedeckt, wie Ärzte gegen die Verführungen des Geldes kaum gefeit sind und schnell zu willfährigen Handlangern der Industrie werden. Man würde annehmen, dass Pharmafirmen das meiste Geld in Forschung und Entwicklung investieren. Aber das stimmt nicht, der größte Teil fließt in Werbung und Marketing. Richard Horton, Chefredakteur von „The Lancet", einer der weltweit führenden Fachzeitschriften, schreibt im britischen Magazin „Prospect" (übersetzt und abgedruckt in „heureka" 5/2003): „Seit 1997 haben die Pharmafirmen in den USA ihr Werbebudget auf mittlerweile 18,5 Milliarden Dollar im Jahr verdoppelt, was auch zulasten der Forschung ging … Die Pharmaindustrie ist ein geschickter Manager (manche würden sagen Manipulator) von Informationen. In einem gnadenlosen Wettbewerb hängt das Pharmageschäft von der geschickten Beeinflussung von Ärzten und immer mehr auch von Patienten ab, damit die einen immer größere Mengen von Medikamenten verschreiben und die anderen sie nehmen."

Die Pharmafirmen geben mehr Geld für Werbung als für Forschung aus

Warum wird diesem Treiben kein Einhalt geboten? Warum schreitet die Politik nicht ein? Die Antwort liegt auf der Hand: Hierzulande gilt die bestmögliche medizinische Versorgung als Grundrecht. Kaum etwas ist so unpopulär wie Einsparungen bei der Gesundheit. Und die Gesundheitsindustrie ist bei uns immerhin der größte Arbeitgeber.

Ärzte wie auch Patienten beklagen, dass es kaum mehr möglich ist, unabhängige Information zu finden und den Überblick zu behalten, welche der neuen Erkrankungen wirklich ernstzunehmen und welche bloße Erfindungen der Industrie sind.

Ein deutscher Psychologe berichtete einmal in einem Fachblatt von einer neuen Krankheit, die um sich greife. Er nannte sie „generalisierte Heiterkeitsstörung": Die Patienten würden sich selbst durch schwere Schicksalsschläge nicht die Laune verderben lassen – der eindeutige Fall einer „wirklichkeitsunangemessenen, pathologischen seelischen Gemütsverfassung". Diese Krankheit war nur erfunden. Das Erschreckende dabei: Der Ulk stieß auf große Resonanz bei den Kollegen, sie hielten die „generalisierte Heiterkeitsstörung" für ein echtes Leiden.

Wann zum Arzt?

Welche Schlussfolgerungen sind aus dem eben Ausgeführten zu ziehen? Halten wir zunächst fest: Eine Verstimmung mag unangenehm sein, ist deshalb aber nicht gleich eine Krankheit. Denn am nächsten Tag kann die Welt schon wieder ganz anders aussehen. Man muss nur ein bisschen Geduld haben. Und auch Demut gegenüber dem natürlichen Lauf des Lebens.

„Nicht jedes Leiden ist eine Krankheit", mahnt Daniel Hell (2007). Nun gibt es unterschiedliche Definitionen, was unter Krankheit zu verstehen ist. Versuchen wir es mit einer allgemeinen Formulierung: Ein Mensch ist krank, wenn er meint, mit seinem Schicksal nicht mehr aus eigener Kraft fertig zu werden. Er braucht Hilfe und sucht sie bei einem Menschen, von dem er glaubt, dass er über die entsprechenden Fähigkeiten verfügt – in der Regel bei einem Arzt.

Um es noch einmal zu betonen: Es zeichnet sich heute der Trend ab, kleinste Wehwehchen und Zipperlein mit dem Etikett der Depression zu versehen. Die israelische Soziologin Eva Illouz schreibt (2009): „Der Publikumserfolg der Psychologie hängt damit zusammen, dass alle Menschen plötzlich als krank ausgerufen werden, die nicht sie selbst sind oder sich nicht verwirklichen können." Eine gefährliche Entwicklung aus zwei Gründen. Zum einen „gibt man so die Verantwortung für sein Leben ein Stück weit ab", wie Klaus Dörner sagt. Zum anderen wird dadurch Depression als ernsthafte Krankheit banalisiert.

„Eines der Probleme liegt in der diagnostischen Ausbreitung oder der Tendenz, dass Störungen so breit definiert werden, dass mehr und mehr Individuen im Netz der Diagnose gefangen werden", schreibt der Nuffield Council on Bioethics, ein honoriger britischer Zirkel von 15 Philosophen, Ärzten und Wissenschaftlern (www.nuffieldbioethics.org).

Jeder glaubt zu wissen und nachempfinden zu können, was eine (wirkliche) Depression ist – und doch können es die wenigsten. Die Krankheit umfasst nämlich mehr als „einen schwarzen Tag erleben" oder „niedergedrückt sein". Das Empfinden erreicht ein Maß und eine Qualität, die die meisten Menschen nicht mehr nachvollziehen können. Wer diesen extremen Leidensdruck schon einmal erfahren hat, sagt häufig, dass er mit Worten kaum wiedergegeben werden könne. Es sei ein Ausnahmezustand, ein Stehen am Abgrund.

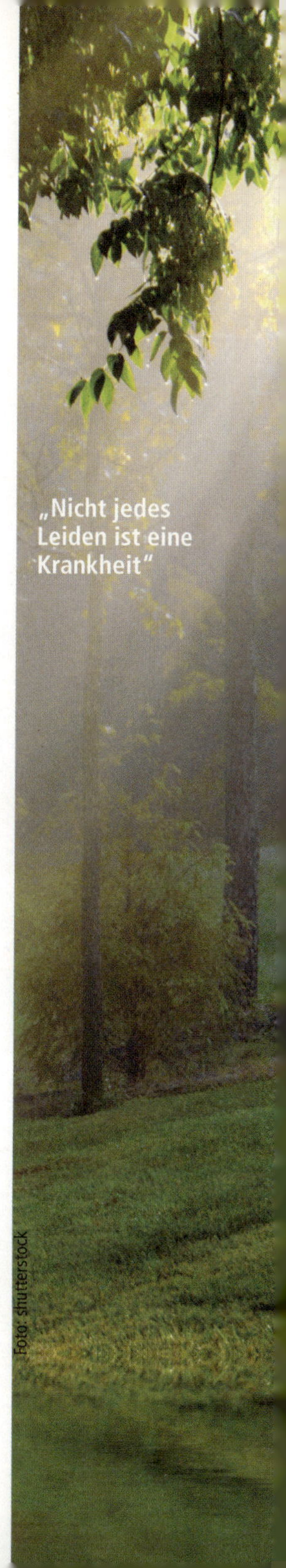

Foto: shutterstock

Kriterien zur Selbstbeurteilung

Depressions-Selbstbeurteilungsskala nach Zerssen

Lesen Sie bitte die folgenden Sätze. Entscheiden Sie bei jeder Feststellung, ob sie für Sie zutrifft oder nicht. Machen Sie ein Kreuz in eines der vier Kästchen entsprechend der Stärke Ihrer Zustimmung bzw. Ablehnung. Füllen Sie den Bogen sorgfältig und möglichst schnell selbstständig aus. Lassen Sie keinen Satz aus!

	trifft ausgesprochen zu	trifft überwiegend zu	trifft etwas zu	trifft gar nicht zu
1. Ich habe Freude an den verschiedensten Spielen und Freizeitbeschäftigungen	☐	☐	☐	☐
2. Kritik verletzt mich stärker als früher	☐	☐	☐	☐
3. In letzter Zeit bin ich sehr ängstlich und schreckhaft	☐	☐	☐	☐
4. Ich weine leicht	☐	☐	☐	☐
5. Ich habe Angst, den Verstand zu verlieren	☐	☐	☐	☐
6. Ich fühle mich niedergeschlagen und schwermütig	☐	☐	☐	☐
7. Ich kann das, was ich lese, nicht mehr so gut verstehen wie früher	☐	☐	☐	☐
8. Am liebsten würde ich mir das Leben nehmen	☐	☐	☐	☐
9. Morgens fühle ich mich besonders schlecht	☐	☐	☐	☐
10. Ich habe zu anderen Menschen keine innere Beziehung mehr	☐	☐	☐	☐
11. Ich fühle, dass ich nahe daran bin zusammenzubrechen	☐	☐	☐	☐
12. Ich habe ständig Angst, dass ich etwas Falsches sagen oder tun könnte	☐	☐	☐	☐
13. Ich bin jetzt viel weniger am Liebesleben interessiert	☐	☐	☐	☐
14. Oft fühle ich mich einfach miserabel	☐	☐	☐	☐
15. Ich komme beim besten Willen nicht mit den kleinsten Gedankenschritten voran	☐	☐	☐	☐
16. Ich habe keine Gefühle mehr	☐	☐	☐	☐

Bitte prüfen Sie, ob Sie alle Feststellungen beantwortet haben!

Summenwert ☐

Ermittlung des Summenwerts durch Addierung der Antworten zu den einzelnen Fragen (trifft ausgesprochen zu = 3, trifft überwiegend zu = 2, trifft etwas zu = 1, trifft gar nicht zu = 0). Maximaler Summenwert = 48, leicht erhöhter Summenwert = 11–15, deutlich erhöhter Summenwert = 16–24, stark erhöhter Summenwert ≥ 25

Quelle: Kasper S et al. (2002) Depression. Diagnose und Pharmakotherapie

Die von dieser Krankheit betroffene Journalistin Verena Hoehne schreibt in einem Briefwechsel mit ihrem Kollegen Ruedi Josuran (1999): „Ich habe mir auch überlegt, wie es wäre, wenn ich eine andere Krankheit hätte. Aus eigener Erfahrung kann ich auch über Tuberkulose sprechen. Als Kind habe ich wegen einer Hüfttuberkulose ein Jahr ununterbrochen im Streckbett gelegen … Ich habe eine Schilddrüsenerkrankung gehabt, an deren Operation ich fast gestorben wäre. Das alles waren kleine Fische gegen die Depression … Ich möchte und kann nicht über Krebs urteilen, aber es gab dunkle Momente, in denen ich diese furchtbare Krankheit in meinen Gedanken erwog und überlegte, ob mir dann nicht zumindest Mitleid entgegenkäme."

Ähnlich schreibt Lewis Wolpert in der Einleitung zu seinem Buch „Anatomie der Schwermut" (2008): „Es war die schmerzhafteste Erfahrung meines Lebens. Noch qualvoller sogar, als meiner krebskranken Frau beim Sterben zuzusehen. Ich schäme mich, zu gestehen, dass sich meine Depression schlimmer anfühlte als ihr Tod, aber es ist die Wahrheit. Ich befand mich in einem Zustand, der nichts anderem ähnelte, was ich je zuvor erlebt hatte. Ich fühlte mich nicht nur niedergeschlagen und deprimiert im üblichen Sinn des Wortes. Ich war schwer krank. Ich war völlig mit mir selbst beschäftigt, negativ gestimmt und dachte die meiste Zeit an Selbstmord."

„Ich war völlig mit mir selbst beschäftigt"

Sowohl Verena Hoehne als auch Lewis Wolpert berichten von einer schweren Depression. Ist die schwere Form der Depression nur eine extreme Form, wie die Weltgesundheitsorganisation sagt, oder gibt es zwischen den beiden einen qualitativen Unterschied? Das ist eine Frage, die die Fachwelt aktuell bewegt.

Zusammengefasst: Nicht bei jeder Missstimmung ist der Gang zum Arzt, Psychiater oder Psychotherapeuten nötig, bei vielen Befindlichkeitsstörungen klart die Stimmung von selbst wieder auf. Als Alarmzeichen ist allerdings zu werten, wenn gewisse Faktoren (siehe Depressions-Selbstbeurteilungsskala nach Zerssen, ► Seite 50) über längere Zeit zutreffen – dann sollten Sie sich nicht scheuen, professionelle Hilfe in Anspruch zu nehmen.

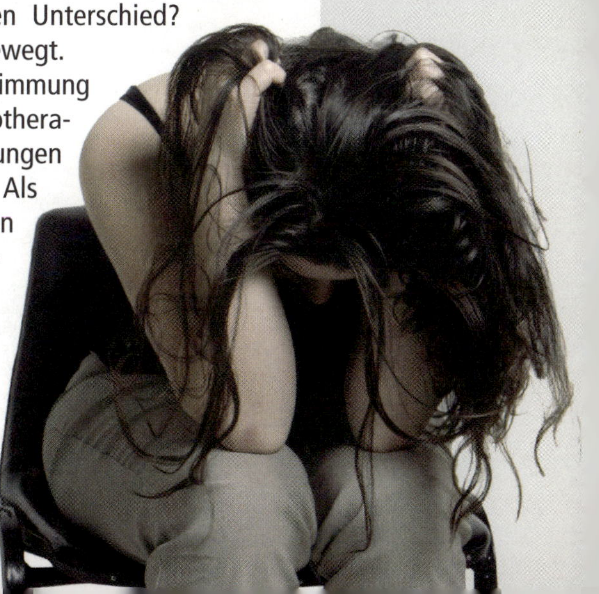
Foto: iStock_4x6

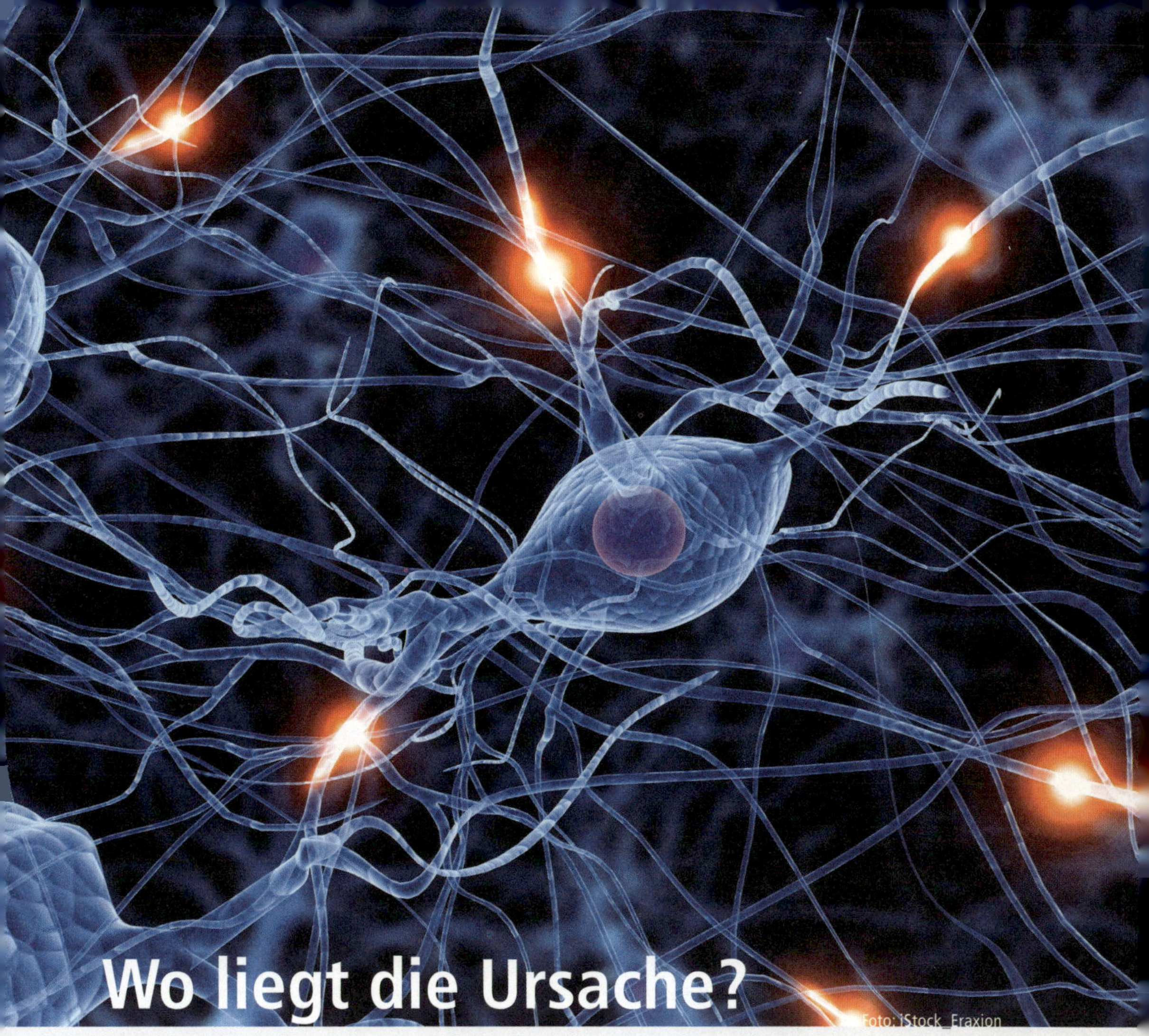
Foto: iStock_Eraxion

Wo liegt die Ursache?

Depression – das menschlichste unter den menschlichen Leiden

Gegen Depressionen ist niemand gefeit

Auch Prominente sind gegen Depressionen nicht gefeit

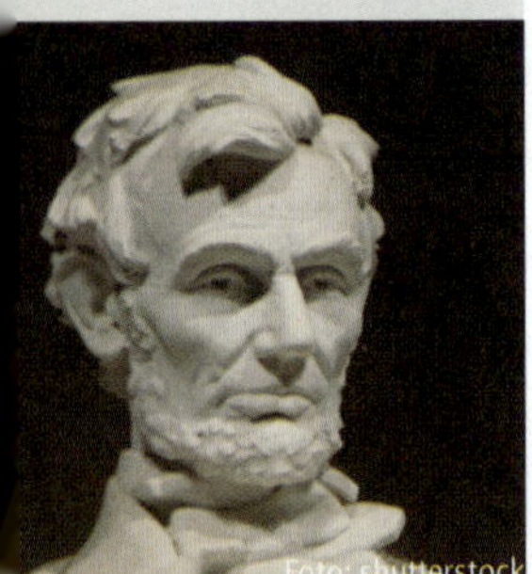

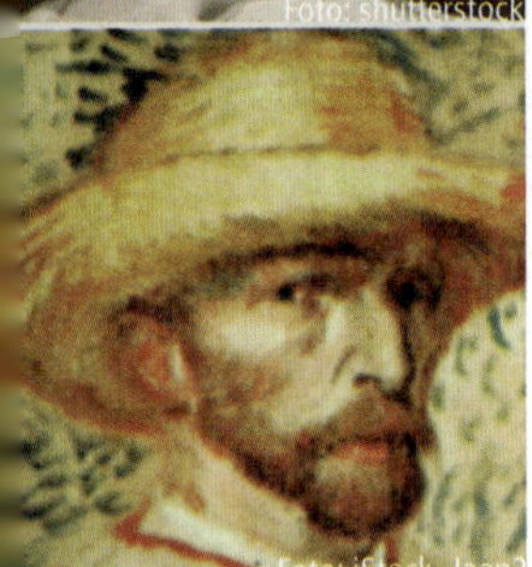

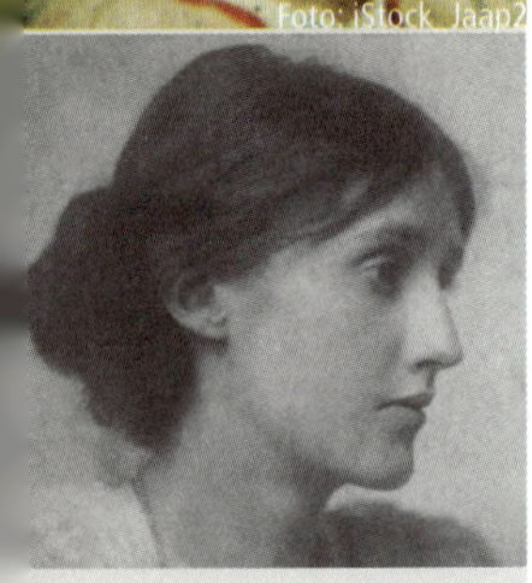

Was haben der Maler Vincent van Gogh, der amerikanische Präsident Abraham Lincoln und die Schriftstellerin Virginia Woolf gemeinsam? Sie litten unter Depressionen. Die Liste der betroffenen Prominenten ist lang – anzuführen wären etwa Claus von Amsberg, Prinzgemahl der niederländischen Königin Beatrix, sowie die Schriftsteller Sylvia Plath, Kurt Tucholsky und Ernest Hemingway. Letztere kamen im Übrigen alle an einen Punkt, da sie ihr Leiden nicht länger ertrugen und ihrem Leben durch eigene Hand ein Ende setzten. Auch Profifußballer sind vor krankhafter Schwermut nicht gefeit, wie das Beispiel des früheren deutschen Nationalspielers Sebastian Deisler zeigt, der aufgrund seiner Krankheit inzwischen seine Karriere beendet hat.

Trifft die Depression also bevorzugt Personen, die in der Gesellschaft eine exponierte Stellung einnehmen? Nein, deren Lebens- und eben auch Leidensgeschichte wird nur einer breiteren Öffentlichkeit bekannt. Das Schicksal der Prominenten berührt, weil in ihrem Fall der Kontrast so offensichtlich ist: Sie genießen allgemeine Wertschätzung – und trotzdem verfallen sie in Schwermut und können dem Leben keine rechte Freude mehr abgewinnen.

Weil die Depression jeden heimsuchen kann, ob erfolgreich oder nicht, nennt man sie auch gerne das menschlichste unter den menschlichen Leiden. Niemand ist gegen sie gefeit. „Sie trifft", wie Volker Faust, Professor am Psychiatrischen Krankenhaus Weissenau, Universität Ulm, schreibt, „den Reichen wie den Armen, das Genie wie ebenso den einfachen Mann auf der Straße, den Greis wie das junge Mädchen, den frivolen Lebemann wie den frommen Eremiten" (1997).

In medizinischen Lehrbüchern findet man den Begriff „anaklitische Depression": Gemeint ist jene Depressionsform, von der Säuglinge im ersten Lebensjahr betroffen sein können. Eine seltene und nur in Fachkreisen bekannte Krankheitsform. Weit bekannter ist dagegen die „Altersdepression": In höherem Alter nimmt die Einsamkeit zu und damit auch das Auftreten von depressiven Störungen. So heißt es zumindest häufig, doch ob dieser Befund tatsächlich zutrifft, mag bezweifelt werden. Denn die heute 60- und 70-Jährigen befinden sich im Gegensatz zu früheren Generationen mehrheitlich in einem guten gesundheitlichen Zustand und verfügen in der Regel über ausreichend finanzielle Mittel, um große Reisen machen und das Leben noch einmal so richtig genießen zu können. Probleme treten eher bei den Hochbetagten auf. Hier wiederum ist die Depression von einer Demenz abzugrenzen. Denn Symptome wie Gedächtnisverlust und Konzentrationsschwierigkeiten sind bei beiden Krankheiten sehr ähnlich. Das eine ist allerdings ein psychisches Leiden und das andere ein geistiger Abbauprozess. Woran ist die eine, woran die andere Krankheitsform zu erkennen? Volker Faust führt folgende Unterscheidungsmerkmale an (1997):

Die Demenz weist ähnliche Symptome auf, ist aber ein anderes Leiden

Eher für eine Depression spricht

- ein zeitlich umschriebener, rascher Beginn
- eine relativ überschaubare Dauer
- ein schnelles Voranschreiten des Krankheitsbildes
- seelische Störungen und eine entsprechende erbliche Belastung in der Vorgeschichte
- eine besondere Betroffenheit des in der Regel verunsicherten Patienten, der sich selbst anklagt und seine „Fehler" übertreibt, der sich vor allem des Verlustes seiner Gedächtnisleistung schmerzlich bewusst ist und darauf resigniert oder verzweifelt reagiert
- wenn der Betreffende zwar ratlos erscheint, sich aber trotzdem in seiner Umgebung zurechtfindet und ggf. Hilfe zu finden weiß
- wenn Schuldgefühle besonders wegen angeblicher Versäumnisse und Leistungseinbußen geäußert werden
- wenn der Betreffende sich zunehmend resigniert, ängstlich und verunsichert zurückzieht und damit in gesellschaftliche Isolation zu geraten droht

Eher für eine Demenz spricht

- wenn der Beginn schwer erkennbar, langsam oder schleichend verläuft
- wenn sich selbst auf lange Dauer keine Besserung mehr erkennen lässt, das Krankheitsbild sich langsam verschlechtert
- wenn der Patient sich des Verlustes von Gedächtnis, Merkfähigkeit,

Auffassungs- und Urteilsvermögen nicht bewusst ist, sich keineswegs „schuldig" fühlt, entsprechende Konsequenzen anderen Personen oder misslichen Umständen zuschiebt, keine Unsicherheit erkennen lässt und sogar bemüht ist, weitere Aufgaben zu übernehmen
- wenn das Gedächtnis für kurze Zeit zurückliegende Ereignisse (Kurzzeitgedächtnis) stärker beeinträchtigt ist als für frühere Ereignisse (Langzeitgedächtnis)
- wenn „beinahe richtige" Antworten die Regel werden, die jedoch immer öfter am eigentlichen Thema vorbeigehen
- wenn selbst in vertrauter Umgebung schließlich Orientierungsstörungen auftreten, zuletzt sogar zur eigenen Person
- wenn Unruhe- und Verwirrtheitszustände vor allem nachts zunehmen
- wenn keinerlei Rückzugstendenzen, Schuldgefühle oder Isolationsneigung zu erkennen sind, sondern der Patient im Gegenteil soziale Kontakte aufrechtzuerhalten versucht und bei seinen intellektuellen Einbußen zu Verharmlosung oder Beschönigung tendiert

Wer neigt zu Depressionen?

Glücklich Verheiratete leiden seltener unter Affektstörungen

Depressionen können also am Lebensanfang wie am Lebensende auftreten. Wen treffen sie besonders? Wer ist anfällig dafür? Untersuchungen zeigen, dass Affektstörungen unter glücklich Verheirateten seltener sind als unter unglücklich Verheirateten, Singles, Geschiedenen und Verwitweten. Bietet also eine gute Ehe so etwas wie einen Schutz? Das lässt sich nicht so einfach sagen. Denn es könnte ja auch sein, dass Menschen, die gegen Depressionen gefeit sind, die besseren Ehepartner abgeben.

Genauso schwierig ist es, von bestimmten Charakterzügen auf die Wahrscheinlichkeit zu schließen, dass der Betreffende eines Tages in eine depressive Episode fällt. Denn im Fall einer Erkrankung lässt sich methodisch kaum herausfinden, zu welchem Anteil die Persönlichkeitsstruktur daran schuld ist. Einige Untersuchungen weisen darauf hin, dass bei zwei Gruppen, den introvertierten und den besonders ehrgeizigen Menschen, das Risiko etwas größer ist als beim Durchschnitt – mit aller Vorsicht

Uneinheitlicher Verlauf

„Der Ablauf der einzelnen Phase (Episode) ist uneinheitlich: Etwa die Hälfte dauert (unbehandelt) bis zu drei Monaten, ein Drittel aber ein Jahr oder länger, ein kleiner Teil dauert nur einige Tage oder einige Wochen. Sehr selten ist das rasche Hin- und Herschwanken: ein täglicher oder zweitäglicher Wechsel zwischen melancholisch und gesund bzw. manisch, was rapid cycling genannt wird.
Die einzelne Phase beginnt mal allmählich, mal plötzlich von einer Minute zur anderen. Das gilt auch für das Ende der melancholischen Phase …
Der langfristige Verlauf ist ebenfalls unterschiedlich und nicht im Voraus zu berechnen. Die Krankheit beginnt oft im 3. oder 4. Lebensjahrzehnt, nicht selten aber später. Bei einem Drittel bis einem Viertel der Kranken bleibt es bei einer melancholischen Phase, die meisten aber erkranken mehrere Male."
Aus: Tölle (2000) Depressionen: Erkennen und behandeln

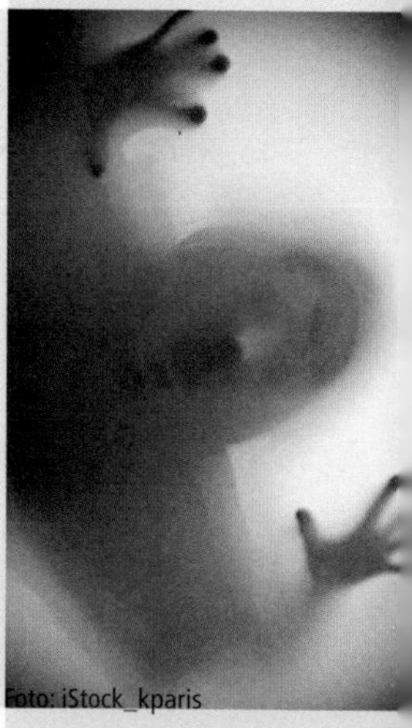
Foto: iStock_kparis

ausgedrückt. Doch das sagen wir mit aller Zurückhaltung. Und das heißt auch keineswegs, dass jeder Introvertierte irgendwann depressiv wird.

Eine weitere vorsichtige Aussage: Die bipolare affektive Störung scheint insbesondere künstlerisch tätige Menschen zu treffen. Ein Beispiel ist die Theaterregisseurin Andrea Breth, die sich offen zu ihrer Krankheit bekennt – und etwa ihre „Wallenstein"-Inszenierung am Wiener Burgtheater absagen musste, weil sie während der Proben von einer schweren depressiven Phase übermannt wurde, die das Weiterarbeiten unmöglich machte. Männer und Frauen sind von dieser Depressionsform gleich häufig betroffen.

Die bipolare affektive Störung zeigt sich insbesondere bei künstlerisch tätigen Menschen

Eine andere Geschlechteraufteilung zeigt sich bei der unipolaren Störung: Unter ihr leiden zweimal mehr Frauen als Männer, heißt es jedenfalls in der medizinischen Literatur. Was die Ursache dafür sein könnte, ist noch unklar. Die einen vermuten, es könnte an der höheren Mehrfachbelastung der Frauen liegen, andere sehen den Grund in hormonellen Faktoren. Und wieder andere meinen, dass Frauen womöglich gar nicht häufiger betroffen sind, sondern nur öfter und bereitwilliger zum Arzt gehen.

Privatdozentin Anna Maria Möller-Leimkühler von der Klinik für Psychiatrie und Psychotherapie der Ludwig-Maximilians-Universität München vertritt die These, dass Männer in gleichem Maße wie Frauen unter Depressionen leiden. Nur würde das weniger erkannt, weil sich die Krankheit bei ihnen in diversen Formen von aggressivem Verhalten (z.B. Rasen mit dem Auto) zeige. Sie plädiert für eine Überarbeitung des Klassifikationsschemas.

Ein neues „Volksleiden"?

Letzte Gewissheit fehlt auch in der Frage, wie viele Menschen unter Depressionen leiden. In der Literatur trifft man häufig auf die Angabe, dass etwa zehn Prozent der Bevölkerung in der westlichen Welt irgendwann in ihrem Leben daran erkranken. Weiters heißt es, die Depression nehme mehr und mehr den Charakter einer „Volkskrankheit" an, sie breite sich geradezu epidemisch aus.

Waren unsere Eltern und Großeltern in der Tat psychisch sehr viel gefestigter als wir, greift die Schwermut heute allenthalben um sich? Das lässt sich kaum feststellen. Es ist zwar eindeutig zu belegen, dass sich beispielsweise in den USA zwischen 1987 und 1997 die Zahl der wegen Depressionen Behandelten nahezu vervierfacht hat. Aber was heißt das? Der Anstieg kann auch ein Hinweis darauf sein, dass die Menschen sich heute stärker für ihr Innenleben interessieren als in früheren Jahren – Stichwort Individualismus –, dass sie empfindsamer geworden sind und hinter jeder Verstimmung eine ernste Krankheit vermuten. Oder darauf, dass sie sich zu ihrem Leiden heute offener bekennen. In diesem Fall wäre nicht die Zahl der Kranken gestiegen, sondern nur die Zahl der registrierten Fälle.

Ist die Zahl der Kranken gestiegen – oder nur der registrierten Fälle?

Darüber hinaus ist nicht auszuschließen, dass gerade die Menschen in den USA, wo im Gegensatz zur Europäischen Union Medikamente beworben werden dürfen, ein Opfer suggestiver Aufklärung und aggressiver Werbung geworden sind. „Der Spiegel" (17/2008) schreibt: „Eine Studie kommt zu eindeutigen Ergebnissen: 96 Prozent der US-Patienten, die durch Werbung für Antidepressiva angeregt wurden, zum Arzt zu gehen, und eine Verschreibung erhielten, hatten gar keine behandlungsbedürftige Depression."

Sollte das mit der „Volkskrankheit" und der „neuen Epidemie" lediglich eine Erfindung jener sein, die ein kaufmännisches Interesse daran haben, dass Patienten die Ordinationen aufsuchen und Medikamente verschrieben bekommen? Epidemiologische Studien zur Volksgesundheit werden in der Regel von Pharmafirmen in Auftrag gegeben und ihre Ergebnisse dann über Public-Relations-Agenturen an die Medien geliefert. Überprüfen lassen sich die Zahlen so gut wie nie. Nach Ansicht von „Spiegel"-Redakteur und Buchautor Jörg Blech (2003) basieren sie oft genug auf „beliebigen Schätzungen".

Epidemiologische Studien basieren häufig auf „beliebigen Schätzungen"

„Die ziemlich allgemein verbreitete Annahme, dass die neuere Civilisation das Entstehen von Geisteskrankheiten begünstige, ist streng wissenschaftlich nicht zu erweisen", wusste das Brockhaus-Lexikon schon anno 1892. Der Basler Psychiater Asmus Finzen (2002) ist davon überzeugt, dass die Zahl der Seelenkranken in unserer Zeit nicht etwa stetig zunimmt, sondern die Zahlen im Grunde stets konstant bleiben: Zwei Promille der Bevölkerung haben demnach ein schweres Psycho-Leiden; zwei Prozent befinden sich in psychiatrischer Behandlung und etwa zwanzig bis dreißig Prozent sind bei „schlechter seelischer Gesundheit" – doch diese persönlichen Probleme sind oft von kurzer Dauer und verschwinden oft von selbst wieder.

Ob die Depression nun als „Volksleiden" zu klassifizieren ist oder nicht, ist für den Betroffenen irrelevant. Ihn interessiert vielmehr: Wieso werde gerade ich von einer Depression heimgesucht? Was ist in meinem Leben schiefgelaufen? Was habe ich falsch gemacht? Oder kann ich gar nichts dafür? Liegt die Erkrankung außerhalb meiner Macht und Verantwortung?

Uns kommt die Frage nach der Ursache ganz „natürlich" vor. Dabei ist das, wie Herbert Pietschmann betont, eine spezifisch abendländische Sichtweise. Wir haben keine Ruhe, wenn wir nicht wissen, warum etwas so ist, wie es ist. Für alles wollen wir eine Ursache ausfindig machen und wir nehmen auch ganz selbstverständlich an, dass alles eine Ursache hat. Andere Kulturen, gerade asiatische, sehen das anders. Sie vermuten nicht hinter jedem Phänomen eine Wirkmacht. „Es scheint, als hätte Newton entdeckt, dass alle materiellen Erscheinungen der Welt Wirkungen sind, deren dahinterliegende Ursachen entschlüsselt werden können. Wir könnten aber genauso gut behaupten, er hätte die Ursachen erfunden, um die Erscheinungen als ihre Wirkungen erklären zu können", schreibt Pietschmann (2004).

Keine Gewissheit, viele Vermutungen

Gäbe es eine eindeutige Antwort, so würden Depressionen überhaupt kein Problem darstellen. Denn wo sich die Ursache klar erkennen lässt, ist auch eine Lösung nicht weit. So einfach ist es aber nicht, was bei einer Störung, die sich ganz verschieden präsentiert, auch nicht weiter verwundern darf. Mal setzt sie anfallsartig ein, mal schleichend. Mal hat der Patient überhaupt keinen Appetit, mal unbändige Esslust. Manche schlafen kaum, andere tagelang. Während einer grundlos panische Angst entwickelt, ignoriert ein zweiter völlig gleichgültig höchst reale Gefahren.

So vielgestaltig und teilweise widersprüchlich wie die Krankheit selbst zeigt sich auch die Forschung

So vielgestaltig und teilweise widersprüchlich wie die Krankheit selbst zeigt sich auch die Forschung. Gleich vorweg: Eine bündige Erklärung auf die Frage, wie Depressionen entstehen, hat sie nicht, wird sie vielleicht auch nie haben. Oder wie es Manfred Wolfersdorf, Ärztlicher Direktor des Bezirkskrankenhauses Bayreuth und Chefarzt der Klinik für Psychiatrie und Psychotherapie, formuliert: „Bis heute gibt es kein für alle depressiven Störungen verbindliches bzw. zutreffendes ätiopathogenetisches Konzept über die Ursachen, die Entwicklung und über die aktuelle Entstehung einer Depression." (2007)

Liegt es an falscher Ernährung?

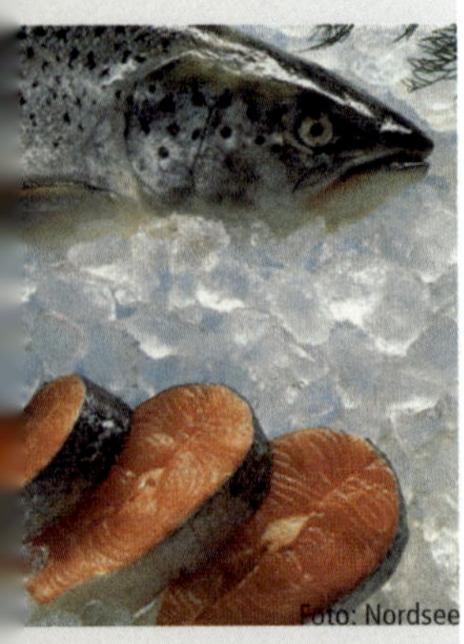

Foto: Nordsee

Was es allerdings gibt, das sind jede Menge Hypothesen. Eine davon lautet: In unserer westlichen Gesellschaft erkranken immer mehr Menschen an Depressionen, weil sie sich falsch ernähren. Moderne, fabrikgefertigte Lebensmittel enthielten nämlich kaum noch die ungesättigte Fettsäure Omega-3, die vor allem in Nüssen und Fischen vorkommt und eine wichtige Rolle in der Nervenkommunikation spielt. Ein Forscher der amerikanischen National Institutes of Health will entdeckt haben, dass in Finnland das Depressionsrisiko nur halb so hoch ist. Seine Erklärung: Finnen essen zweimal wöchentlich Fisch. Müssen wir also nur zu natürlicher Ernährung zurückkehren, um unser seelisches Gleichgewicht wiederzufinden?

Depression – die Krankheit unserer Zeit?

Alain Ehrenberg vom Pariser Centre de Recherche Psychotropes hat eine andere Erklärung. Der Soziologieprofessor veröffentlichte Ende der 1990er-Jahre das Buch „La Fatigue d'être soi" („Das erschöpfte Selbst"), mit dem er weit über die akademischen Welt hinaus großes Aufsehen erregte. Seiner Ansicht nach handelt es sich bei der Depression in der Tat um eine neue „Volkskrankheit", seine Kernthese lautet: Unsere moderne Gesellschaft macht uns krank. Ihre Zumutungen überforderten den einzelnen Menschen. Früher, das heißt bis etwa 1960, habe es noch ein festes Normengefüge gegeben, an dem sich jeder orientieren konnte, und sei es auch, dass er dagegen rebellierte. Doch heute herrsche gleichsam die unendliche Freiheit. Wie wir uns kleiden, welchen Beruf wir ergreifen, das sei weitgehend uns selbst überlassen. Jedenfalls ließen wir uns das nicht mehr von unseren Eltern diktieren, wie die das noch von ihren Eltern diktiert bekommen haben.

Traditionen, verbindliche Wertesysteme – das sei Schnee von gestern. Der zentrale Lebensinhalt laute heute: sich verwirklichen, glücklich sein, Karriere machen. „An die Stelle der Konformität gegenüber einer einzelnen Norm tritt zunehmend die Vervielfältigung der Werte und die Heterogenisierung der Lebensweisen", schreibt Ehrenberg.

Jeder ist, so lautet nach Ehrenberg ein neuzeitliches Credo, seines eigenen Glückes Schmied. Initiative sei gefragt, genauso Flexibilität, Veränderung, schnelle Reaktion. Wer nicht glücklich ist, sei selber schuld. Schnell könne sich da einer, der seinen eigenen Erwartungen oder denen seiner Mitmenschen nicht entspricht, als Nichtsnutz und Versager fühlen. Ehrenberg: „Die heutigen Normen fordern, dass man man selbst zu werden habe, so wie die von gestern befahlen, dass man diszipliniert sein und seine Rolle akzeptieren müsse ... Einen Fehler in Hinsicht auf die Norm zu machen, besteht nun weniger darin, ungehorsam als vielmehr unfähig zum Handeln zu sein."

Depression: die Schattenseite der Autonomie?

Für Ehrenberg ist die Depression gewissermaßen die Schattenseite der Autonomie. Stand früher die Frage im Vordergrund: Was darf ich tun?, so sei die nun ersetzt worden durch die Frage: Bin ich in der Lage, es zu tun? Dieser Wertewandel bedeute für den Einzelnen zunehmende Verantwortung und persönliche Unsicherheit. „Die Depression ... ist die Krankheit einer Gesellschaft, deren Verhaltensnorm nicht mehr auf Schuld und Disziplin gründet, sondern auf Verantwortung und Initiative", schreibt Ehrenberg. Um 1900 sei die Nervosität das typische Leiden gewesen, die Signatur der Gesellschaft, heute sei es die Depression. Ehrenbergs Buch wurde in Frankreich zum Bestseller.

Macht uns die Arbeit krank?

Prof. DDr. Michael Kastner, Arbeits- und Organisationspsychologe an der Universität Dortmund, führt die Häufigkeit von Depressionen auf die zunehmende „Dynaxität" (Dynamik und Komplexität) moderner Lebens- und Arbeitsvollzüge zurück. Weil diese so schnell und vielschichtig geworden seien, könnten viele Menschen nicht mehr mithalten. Aus der wiederholten Erfahrung persönlicher Überforderung zögen sie den krank machenden Schluss, den Anforderungen des modernen Lebens nicht gewachsen zu sein.

Sind wir Opfer des alltäglichen Wettbewerbsdrucks?

Als besondere Belastung komme hinzu, dass heute niemand mehr seines Jobs sicher sei, weder der ungelernte Arbeiter noch der Akademiker. Die Wirtschaft befinde sich in einem ständigen Umbruch, und keiner könne sagen, welche Dienste morgen noch gefragt sind oder welche Unternehmen sich im harten Wettbewerbskampf werden behaupten können. Für den Beschäftigten bedeute das eine latente Unsicherheit. Wie soll er hoffnungsfroh nach vorne blicken, wenn seine berufliche Zukunft ungewiss ist und er nicht weiß, ob er nicht demnächst von der Sozialhilfe leben muss? Wie soll er Sicherheit entwickeln, wenn die Welt um ihn unsicher ist?

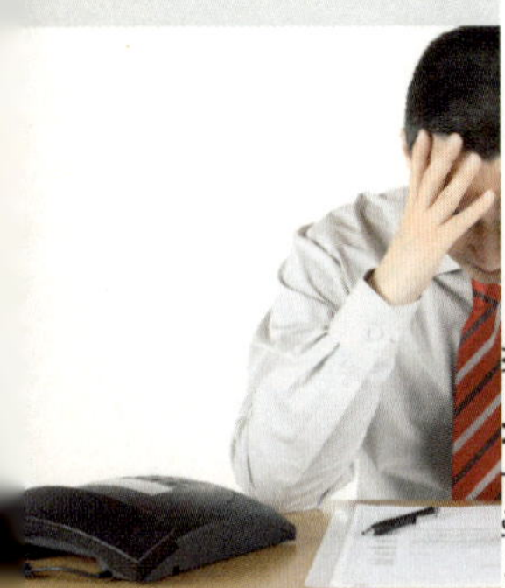

Foto: iStock_ManuWe

Selbst wer nach dem Stellenabbau seinen Arbeitsplatz behält, unterliegt, wie Dr. Johannes Sigrist, Direktor des Instituts für Medizinische Soziologie an der Universität Düsseldorf, schreibt (2008), in den Folgejahren einem höheren Risiko, an einer Depression zu erkranken. Er spricht drastisch von denen, die Entlassungswellen „überlebt" haben. Wie die Überlebenden einer Katastrophe würden sie mit dem Gefühl, noch einmal davongekommen zu sein, ihres Lebens nicht mehr recht froh.

Wer dauernd unter Druck steht, nicht zur Ruhe kommt, kämpft und sich anstrengt, der betreibt Raubbau an seinen natürlichen Ressourcen. Stress kann zwar auch stimulierend sein – manche erzählen voller Stolz,

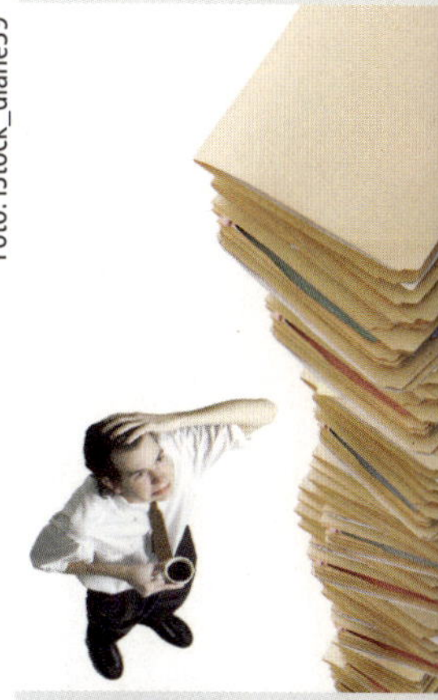

Foto: iStock_diane39

dass sie eine 60-Stunden-Arbeitswoche haben –, doch wenn Erfolg und Anerkennung ausbleiben, wenn der Stress zum ungesunden Dysstress wird, dann kann es sehr schnell zum Sturz in das berühmte Loch kommen. Sigrist hat dafür den Begriff „Gratifikationskrise" geprägt: Ständige Überarbeitung führt bei ausbleibendem Erfolgserlebnis zum Zusammenbruch, wenn es arg kommt, zu Herzinfarkt oder Depression.

Gefährdet sind nach Ansicht des Medizinsoziologen vor allem jene Menschen, die sehr ehrgeizig sind, an sich selber hohe Ansprüche stellen und ihr Selbstwertgefühl in erster Linie auf ihren beruflichen Erfolg gründen. Der IT-Manager, der ganz für seinen Beruf lebt, mit 50 aber von seiner Firma vor die Tür gesetzt wird, weil er jüngeren Kräften Platz machen muss, fühlt sich verständlicherweise um sein Leben betrogen. Wer hingegen Wert auf ein ausgeglichenes Leben legt, also nicht nur seinen Beruf im Auge hat, sondern sich auch Zeit für Familie und Hobbys nimmt, den trifft eine Entlassung nicht ganz so hart.

Gläubige Menschen zeigen geringere psychische Labilität

Amerikanischen Studien zufolge erkranken regelmäßige Kirchgeher nur halb so oft an Depressionen wie Menschen, die nie einen Fuß in ein Gotteshaus setzen. Der Grund liegt auf der Hand: Gläubige Menschen sehen ihr Schicksal als von Gott gelenkt.

Noch nie lebten wir in so großem Wohlstand wie heute. Ist der Preis, den wir dafür zahlen müssen, psychische Labilität, die Anfälligkeit für Depressionen? Einiges spricht dafür. Auch die Beobachtung von Prof. Dr. Wolfgang Rutz, Regionalbeauftragter der Weltgesundheitsorganisation für Europa, dass in der ehemaligen Sowjetunion ein ganzer „Cluster" an Krankheiten schlagartig zunahm, als die alte Macht abdankte und damit zahlreiche Lebens- und Zukunftspläne zunichte wurden: „Dazu gehörten Depressionen, aber auch Alkoholmissbrauch, Selbstmorde, Herz-Kreislauf-Erkrankungen, Risikoverhalten und Gewaltbereitschaft. Es war ein Seismograf für den Stress in der Gesellschaft."

Erklärungsversuche der Psychologie

Depressionen also als Folge zu hoher Belastung, als Reaktion auf Umweltfaktoren: Keine Frage, alle Anstrengungen in Richtung einer humaneren Arbeitswelt und einer Sicherung der existenziellen Bedürfnisse der Menschen sind ein Beitrag zur psychischen Gesundheit der Bevölkerung.

Weiters ist unumstritten, dass belastende Ereignisse einen niederdrücken können. Das weiß der Schüler, der mit einer schlechten Klassenarbeitsnote nach Hause kommt, wie auch der Angestellte, der harte Kritik von seinem Chef einstecken musste. Ein unmittelbarer Bezug zwischen dem eigenen Befinden und dem Lebensereignis kann hergestellt werden. Auch viele depressiv erkrankte Menschen suchen nach entsprechenden Einschnitten in ihrem Leben, die ihre Krankheit ausgelöst haben könnten. Daher ist es auch das populärste Erklärungsmodell.

Dieses Modell hat allerdings ein entscheidendes Manko: Es kann nicht erklären, wieso der eine selbst harte Belastungen folgenlos wegsteckt, während der andere schon durch geringfügig anmutende Störungen aus der Bahn geworfen wird. Es müssen also noch weitere Faktoren und Mechanismen im Spiel sein.

Die Erklärungsversuche der Psychologen

Welche Antwort bieten die Psychologen, deren Untersuchungsgegenstand ja die Gefühle und Verhaltensweisen der Menschen sind? Auch hier gilt: Es gibt keine einhellige Antwort, sondern sehr viele und sehr unterschiedliche Hypothesen, je nach Richtung und Schule.

Vertreter eines **Psychodynamischen Modells** meinen mit Sigmund Freud (1856–1939), dass psychische Störungen in erster Linie auf früh-

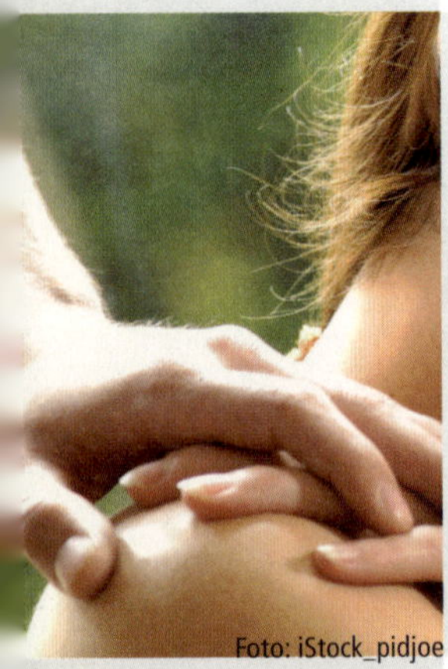

Foto: iStock_pidjoe

Kritische Lebensereignisse

Folgende Ereignisse stellen einen Einschnitt im bisherigen Leben dar und können eine psychische Krise auslösen:

- ▷ Schulwechsel
- ▷ Einstieg ins Berufsleben
- ▷ Beförderung im Beruf
- ▷ Auszug aus dem Elternhaus
- ▷ Scheidung
- ▷ Pensionierung
- ▷ Arbeitslosigkeit
- ▷ Tod eines geliebten Menschen
- ▷ schwere oder chronische Krankheit
- ▷ traumatische Erlebnisse (Unfall)

kindliche Erfahrungen zurückzuführen sind. Was dem Menschen als Kleinkind widerfährt, das präge ihn für sein weiteres Leben. Es könnten später nur solche Konflikte zum Ausbruch kommen, die bereits in den ersten Lebensjahren angelegt wurden. Die Therapie der Psychoanalytiker zielt also darauf ab, die „unbewussten" Konflikte des Patienten aufzuarbeiten.

Einen anderen Ansatz verfolgen die Anhänger der **Kognitiven Schule**: Ihrer Meinung nach läuft beim Depressionskranken eine Art falsche Informationsverarbeitung ab. Er sehe, wie durch eine spezielle Brille, alles nur negativ, die Umwelt wie auch sich selber. Die Therapie zielt darauf ab, diese Weltsicht auf ihren realen Gehalt zu überprüfen. Der Kranke soll erfahren, dass viele seiner Annahmen nicht begründet sind, und lernen, seinen eingeschränkten Blickwinkel zu weiten und so zu einer neuen Haltung dem Leben gegenüber zu finden.

Depressionen sind ein Hilferuf, der (letztlich in die Sackgasse führende) Versuch, vermehrte Zuwendung von anderen zu erhalten – das besagt die **Lerntheoretische Theorie**. Und die **Systemische Theorie** führt die Krankheit auf Kräfte zurück, die sich innerhalb eines Familienverbundes entwickeln.

Das ist nur eine kleine Auswahl der fast unendlich vielen Erklärungen, die Psychologen anzubieten haben. Jeder der hier vorgestellten Erklärungsversuche kann für sich schlüssige Argumente ins Feld führen – und weil das eben jeder kann, relativiert sich zugleich ihre Aussagekraft.

In unserem Kulturkreis orten wir die Depressionsentstehung im Gehirn

So unterschiedlich die einzelnen Modelle sind, eins ist ihnen gemeinsam: Sie orten die Depressionsentstehung im Gehirn. Uns kommt das heute selbstverständlich vor, doch andere Kulturen sehen das nicht so. Sie betrachten die Depression beispielsweise als eine Art Verzauberung, gegen die nur ein Gegenzauber hilft.

Selbst in unserem Kulturkreis ist die Verortung der Depression im Gehirn relativ jung. Im Mittelalter galt Schwermut noch als ein verwerfliches Verhalten, bedeutete sie doch implizite Kritik an der göttlichen Schöpfung. In der Antike wurde jede Krankheit damit erklärt, dass die vier Körpersäfte – Blut, Schleim, gelbe und schwarze Galle – aus dem Gleichgewicht geraten waren. Ängste und depressive Stimmungen wurden einem Übermaß an schwarzer Galle zugeschrieben. Daher auch der Name Melancholie („Schwarzgalligkeit").

Psychisches Leid – eine Stoffwechselstörung im Gehirn?

Dieses Modell des Ungleichgewichts erfährt gerade in unserer Zeit eine Renaissance. Nicht dass der Glaube an die Macht der Säfte wieder aufleben würde. Aber die neurobiologische Forschung, deren Untersuchungsgegenstand der Aufbau und die Funktion des Nervensystems ist, findet Anzeichen dafür, dass depressive Störungen mit Dysbalancen der Hirnbotenstoffe in Zusammenhang stehen. Psychisches Leid könnte also auf körperliche bzw. biologische Ursachen zurückgeführt werden – so wie etwa Diabetes mellitus auf eine zu geringe Insulinproduktion der Bauchspeicheldrüse.

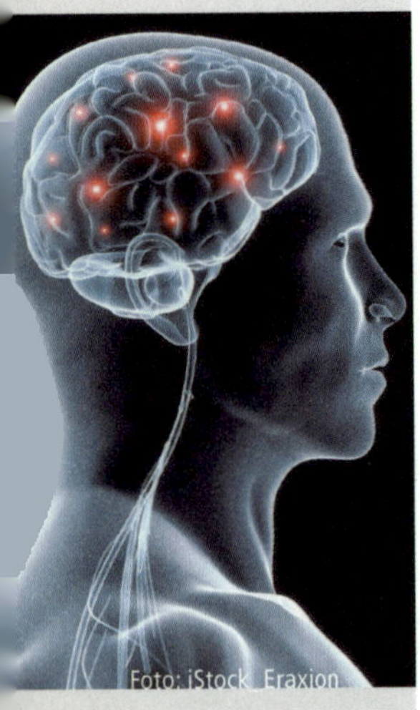

Unser Gehirn ist mit über 100 Milliarden Nervenzellen ein hochkomplexes Gebilde

Ist die Depression also letztlich eine Stoffwechselstörung im Gehirn? Bislang eine Hypothese. Sicher glaubt man zu wissen, dass Depressionen nicht auf den Ausfall einer bestimmten Hirnregion zurückzuführen sind, wie beispielsweise bei Morbus Parkinson (ein Defekt im Mittelhirn ist verantwortlich für die ungenügende Dopamin-Produktion).

Insbesondere ein Botenstoff hat es im Zuge der neurobiologischen Forschung rund um die Depression zu einiger Popularität gebracht: Serotonin. Gibt man das Wort in der Internet-Suchmaschine Google ein, so erzielt man fast 8 Millionen Treffer. Gerade in populären Medizinzeitschriften wird dieser Hirn-Botenstoff (Neurotransmitter) als der „Glücksstoff" schlechthin gepriesen: Ein Mangel daran im Hirn, wird gesagt, führe zu Depressionen. Also müsse für einen Konzentrationsanstieg von Serotonin über Medikamente gesorgt werden – und alles würde wieder gut.

Doch es ist weit komplizierter. Unser Gehirn besteht aus immerhin 100 Milliarden Nervenzellen (Neuronen), die ununterbrochen miteinander kommunizieren. Was wir denken und fühlen, ist das Ergebnis dieses steten Interaktionsprozesses. Trotz jahrzehntelanger Forschung ist es der pharmazeutischen Industrie bisher nicht gelungen, mit der Gabe einer oder mehrerer Substanzen gezielt in dieses hochkomplexe Netzwerk einzugreifen und die Depression so umfassend in den Griff zu bekommen, wie das beispielsweise bei der Bekämpfung einer Entzündung mit Antibiotika gelingt.

Aber der Reihe nach. Was sind Neurotransmitter und welche Rolle spielen sie im Gehirn? Wie kam die Neurobiologie dazu, sich mit Depression zu beschäftigen? Zu welchen Erkenntnissen ist sie bisher gelangt?

Am Anfang stand keine bahnbrechende Erkenntnis, sondern vielmehr der pure Zufall. Nämlich die Entdeckung in den 1950er-Jahren, dass nicht wenige Patienten, die das Medikament Reserpin® gegen Bluthochdruck einnahmen, in schwere Depressionen verfielen. Einige von ihnen begingen sogar Selbstmord, obwohl sie vorher keine psychischen Auffälligkeiten gezeigt hatten.

Vor etwa einem halben Jahrhundert wurden die ersten Antidepressiva entwickelt

Eine chemische Substanz lässt die Menschen alle Freude am Leben verlieren – wie ist das möglich? Das Interesse der Forscher war geweckt. Sie fanden heraus, dass eine Nebenwirkung dieses Medikaments darin bestand, die Konzentration von Noradrenalin und Serotonin zu senken. Diese chemischen Substanzen sind Neurotransmittter oder Botenstoffe, die im Hirn zur Informationsweiterleitung dienen.

Diese Weiterleitung muss man sich in etwa so vorstellen: Eine Nervenzelle gibt über ihre Synapsen Botenstoffe ab, die von der gegenüberliegenden Nervenzelle über deren Synapsen aufgenommen werden. Unser Denken, Handeln, Fühlen ist letztlich von dieser Übertragung abhängig. Ein Mangel an Neurotransmittern führt dazu, dass die Informationsweitergabe stockt oder erst gar nicht zustande kommt.

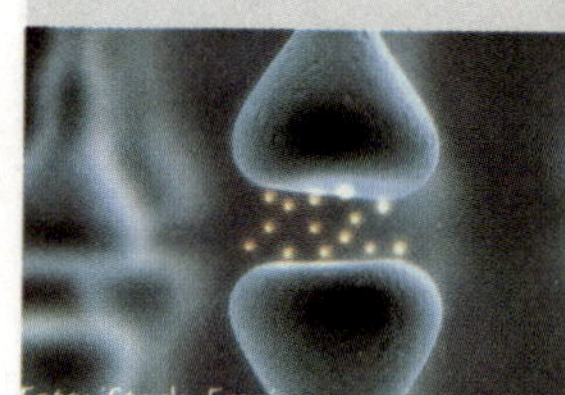
Foto: iStock Eraxion

Zurück zu unseren Forschern, die sich mit der unheilvollen Nebenwirkung des Mittels gegen Bluthochdruck befassten. Sie vermuteten, dass der Grund für die depressive Erkrankung in einem Mangel an Noradrenalin und Serotonin (zur Neurotransmitter-Gruppe der Monoamine gehörend) im Gehirn liegen könnte. Daraus folgerten sie, dass Medikamente, die zu deren Konzentrationserhöhung beitragen, gegen Depressionen helfen müssten. Also entwickelten sie die entsprechende Arznei: die Monoaminooxidase-Hemmer, kurz auch MAO-Hemmer genannt.

Etwa zur gleichen Zeit stießen, wieder durch Zufall, andere Ärzte bei der Tuberkuloseforschung und beim Austesten antiallergischer Mittel auf Substanzen, die die Stimmung der Patienten merklich besserten. In der Folge entwickelte Robert Koch 1957 in der Schweiz Imipramin, jenes Mittel, von dem seither die meistverwendeten Medikamente gegen Depressionen abgeleitet wurden.

Der entscheidende Durchbruch ist jedoch trotz stetiger Weiterentwicklung der psychopharmakologischen Mittel gegen Depressionen, der sogenannten Antidepressiva, bislang ausgeblieben. Auch das allenthalben als „Gückspille" gefeierte Medikament Prozac® (hierzulande unter dem Namen Fluctine® bekannt) konnte die Erwartungen nicht erfüllen.

Einige offene Fragen rund um den „Glücksbotenstoff" Serotonin

Die medikamentöse Behandlung von Depressionen wird nun seit etwa einem halben Jahrhundert praktiziert, doch viele Fragen sind nach wie vor offen. Mit Antidepressiva ist es zwar möglich, die Konzentration der Neurotransmitter augenblicklich zu erhöhen, doch warum setzt die stimmungsaufhellende Wirkung nicht sofort ein, sondern frühestens nach ein bis zwei Wochen? Und warum sind andere Mittel, beispielsweise Kokain, zwar in der Lage, den Monoamingehalt zu erhöhen, aber nicht dazu, den Verlauf der Depression zu beeinflussen? Ein weiteres Rätsel: Einige Antidepressiva (beispielsweise der in Frankreich und Österreich zugelassene Wirkstoff Tianeptin) sind erfolgreich, beruhen aber gerade auf dem entgegengesetzten Wirkprinzip. Sie reduzieren die Konzentration der Neurotransmitter – keine Serotonin-Wiederaufnahmehemmer also, sondern im Gegenteil Serotonin-Wiederaufnahmebeschleuniger.

„Inzwischen haben die Neurotransmitterhypothesen eine Modifikation erfahren. Zunehmend wird nicht mehr die Betrachtung der Neurotransmittermenge ins Zentrum der Hypothesen gestellt, sondern die Dichte und Empfindlichkeit von postsynaptischen Rezeptoren der noradrenergen und serotonergen Systeme", schreibt Siegfried Kasper, Leiter der Klinischen Abteilung für Psychiatrie und Psychotherapie, MedUni Wien (2002).

Recht ernüchternd fällt das Urteil von Ernst Hunziker und Guerino Mazzola in der Zeitschrift „Psychologie heute" (1/1991) aus. Sie glauben, dass die Hirnforschung bestenfalls „Bruchstücke zum Verständnis des Phänomens Depression beitragen kann".

Liegt der Depression tatsächlich ein Neurotransmittermangel zugrunde? Einiges spricht dafür, einiges dagegen. Diese Hypothese teilt das Schicksal der meisten wissenschaftlichen Theorien. Sie erweist sich nicht als total falsch, aber auch nicht als zutreffend. Niemand kann heute sagen, ob man schon zum Kern des Geschehens vorgedrungen ist oder ob sich hinter der neurophysiologischen Anomalie eine andere, wesentlichere verbirgt.

Sind die Hormone schuld?

Neben den Hirn-Botenstoffen haben die Wissenschaftler eine weitere Überträgersubstanz ins Visier genommen, die Hormone. Sollte vielleicht das endokrine System, zuständig für die Ausschüttung von Hormonen, verrückt spielen und verantwortlich sein für die Entwicklung von Depressionen? Es ist festgestellt worden, dass bei depressiven Patienten der Gehalt des Stresshormons Kortisol erhöht ist, und zwar chronisch und nicht nur in Stress-Situationen. Liegt das Übel also in einer überschießenden Aktivität dieses Hormonsystems? Das ist möglich, aber nicht sicher, denn die erhöhte Kortisolmenge kann auch Folge statt Ursache einer depressiven Erkrankung sein.

Die chronobiologische Erklärung

Müde, ausgelaugt, verstimmt: Diese typischen Merkmale einer Depression treten häufig bei Menschen auf, die entweder die Nacht zum Tag machen (müssen) – bei Schichtarbeitern – oder die über mehrere Zeitzonen hinweg fliegen (Jetlag-Syndrom). Ihr Biorhythmus ist aus dem Takt geraten. Könnte es sich auch bei der Depression um eine Rhythmusstörung handeln? Auf diesem Gebiet forscht die Chronobiologie. Leben ist Rhythmus, sagen die Chronobiologen, ein steter Wechsel von Aus- und Einatmen, Wachen und Schlafen, An- und Entspannung der Muskulatur.

Das Leben von Depressionskranken ist im wahrsten Sinne aus dem Takt geraten

Das Leben von Depressionskranken ist in der Tat häufig im wahrsten Sinn des Wortes aus dem Takt geraten. Sie klagen charakteristischerweise über Schlafprobleme. Auffallend auch, dass manche von ihrer Krankheit nur zu bestimmten Zeiten heimgesucht werden, vorzugsweise im Herbst und Winter (saisonal-affektive Störung, im Volksmund auch Winterdepression genannt, ► Seite 33 f).

Für das Modell einer Rhythmusstörung spricht außerdem, dass vielen Patienten mit einem therapeutisch verordneten Schlafentzug (► Seite 103 f) geholfen werden kann, wenngleich nur vorübergehend.

Bleibt aber auch hier die Frage: Eine falsch getaktete innere Uhr – ist sie Ursache oder Folge der depressiven Erkrankung? Vermutlich liegt die

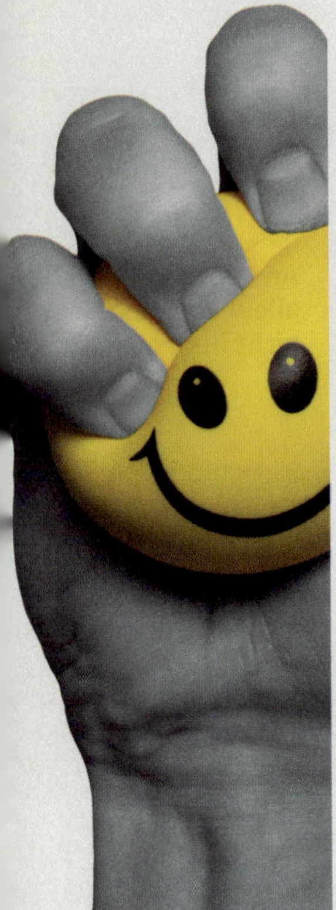

Foto: iStock_christianpound

Gesunder Stress – ungesunder Dysstress

„Stress an sich ist insofern normal und notwendig, als er hilft, bedrohliche und belastende Situationen mittels Veränderungen des physiologischen Zustandes (insbesondere erhöhter Aktivität von Komponenten des vegetativen Nervensystems, vermehrter Ausschüttung von Hormonen wie Adrenalin und Steigerung des Blutdrucks) sowie des Verhaltens zu überstehen", schreibt Herbert Will in seinem Aufsatz „Fetisch Gesundheit" im „Kursbuch 88" (1987). „Beispielsweise werden wir beim Erkennen einer Gefahr sogleich sehr wachsam, bekommen Angst und suchen uns mit allen Kräften zu wehren oder uns der bedrohlichen Situation zu entziehen; derweil ist an alles momentan Unwichtige und Hinderliche wie Essen, Schlaf oder Sex nicht zu denken – die Motivationen dafür werden zeitweilig gehemmt. Doch muss die Stress-Reaktion maßvoll geregelt sein. Ist sie suboptimal oder zu exzessiv, können die Regelmechanismen entgleisen."
Die heutige Klage über allgegenwärtigen Stress zielt im Grunde auf diese Entgleisung. Was umgangssprachlich unter „Stress" verstanden wird – ein Begriff, den der Wissenschaftler Hans Selye 1936 einführte –, also die entgleiste Anpassung an Bedrohung und Gefahr, ist genau genommen „Dysstress": eine sich am Ende als schädlich erweisende (Dauer-)Anspannung, mit der der Körper nicht (mehr) in adäquater Weise umgehen kann. Der Fachbegriff für „gesunden" Stress lautet Eustress.
Entscheidend ist zum einen die Intensität und Form der Einwirkung von außen und zum anderen – höchstwahrscheinlich größeren – Teil ihre innerliche Verarbeitung durch die betreffende Person. Manche geraten unter Belastung sofort in Panik, andere bleiben stoisch ruhig.

Wahrheit in der Mitte: Unregelmäßigkeiten im Rhythmus können einer der Faktoren sein, die eine Depression fördern. Und umgekehrt bringt eine depressive Erkrankung wohl innere Taktgeber durcheinander.

Liegt es an den Genen?

Die Hypothese der Chronobiologen hört sich recht stimmig an. Stimmig wirkt aber auch folgende These: Depressionen werden vererbt, sind eine

Sache der Gene. Studien zeigen in der Tat, dass das Risiko, an einer Depression zu erkranken, um das Dreifache erhöht ist, wenn auch nahe Verwandte wie Eltern oder Geschwister von dieser Krankheit betroffen sind. Und Zwillingsstudien belegen: Wenn von eineiigen Zwillingen einer unter Depressionen leidet, besteht eine Wahrscheinlichkeit von etwa 60 Prozent, dass auch der andere Zwilling, der eben die gleiche Genstruktur besitzt, zu irgendeinem Zeitpunkt in seinem Leben depressiv wird.

Der genetische Faktor spielt also offensichtlich eine große Rolle. Aber auch nicht die alles entscheidende, sonst würde eine Übereinstimmung von 100 Prozent vorliegen. Es müssen folglich andere Faktoren hinzukommen, damit die Veranlagung zur Depression zum Ausbruch kommt.

An den Genen allein kann es nicht liegen

Schema multifaktorieller Genese

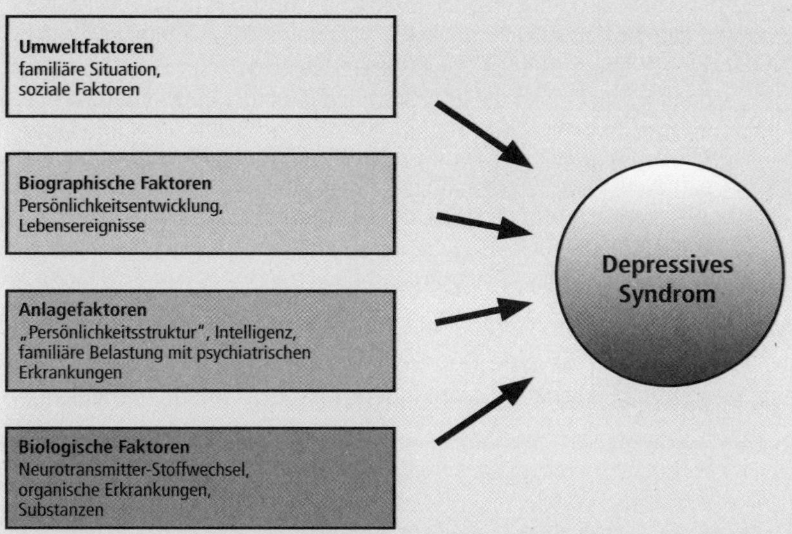

Quelle: Rohde A, Marneros A (2001) Die vielen Gesichter der Depression

Multifaktorielles Geschehen

Resümee der verschiedenen Erklärungsversuche: Ein einzelnes Modell, welches man auch nimmt, greift sicherlich zu kurz. Depressionen sind nicht einfach eine genetisch determinierte Krankheit, genauso wenig bloß die Reaktion auf ein äußereres Ereignis.

Das Ziel muss die Integrierung der verschiedenen Ansätze sein

Jeder Erklärungsversuch stützt sich notwendigerweise auf einen bestimmten Kriterienkatalog. Und es liegt in der Natur dieses Kriterienkatalogs, dass er gewisse Aspekte ausblendet. So gibt es eine Vielzahl von Modellen, die alle nicht ganz falsch und nicht ganz richtig sind, in jedem Fall nicht „wahr" sein können.

Wie mit dieser Unsicherheit umgehen? Die Lösung kann nur in einem (heiklen) Balance-Akt bestehen. Einerseits müssen wir offen sein für die

Fehlsteuerung der inneren biologischen Uhr

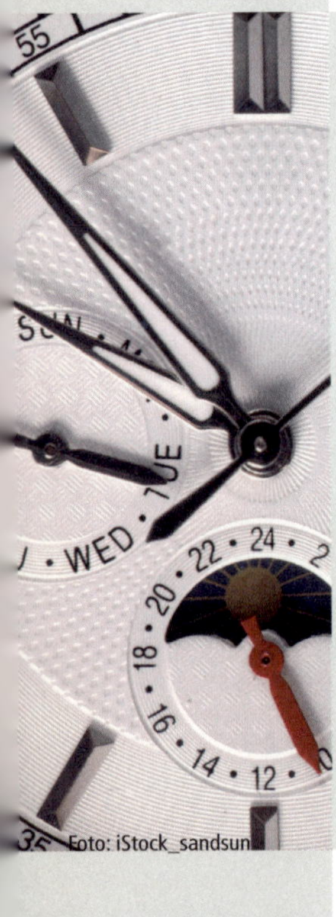

Foto: iStock_sandsun

„Ein solches Verhalten (Anm.: von Versuchsteilnehmern) – in regelmäßigen Zeitabständen mal himmelhoch jauchzend, mal zu Tode betrübt zu sein – kennzeichnet auch viele manisch depressive Menschen. Tatsächlich konnten Forscher feststellen, dass bei diesen Patienten die inneren Rhythmen schlecht aneinander gekoppelt sind. Bei einer Frau, die alle 42 Tage eine manische und eine depressive Phase durchmachte, verschob sich in dieser Zeit der Körpertemperaturzyklus um etwa fünf Stunden vor und zurück. Solange die Temperaturuhr zu schnell lief, ging es der Patientin gut, bis offenbar ein kritischer Punkt erreicht war, an dem das tägliche Temperaturminimum zu früh einsetzte. Schlagartig begann die depressive Phase, und der Temperaturzyklus verlangsamte sich. Die Schwermut hielt so lange an, bis das Temperaturtief wieder weit in die Nacht gerückt war. Schon kippte das Verhältnis der Rhythmen erneut, und die nächste manische Phase begann. Psychophysiologe Alfred Meier-Koll sieht nicht nur bei solchen, als zyklothym bezeichneten Störungen die Ursache in schlecht koordinierten Zyklen, sondern auch bei dauerhaften Depressionen. In diesen Fällen ist die Temperatur-Uhr ständig etwas vorverlagert, der Körper erreicht sein Minimum zu früh, was sich auch in einer veränderten Schlafarchitektur äußert: Viele REM-Phasen treten zu Beginn und wenige gegen Ende des Schlafs ein."

Aus: Spork (2005) Das Uhrwerk der Natur. Chronobiologie – Leben mit der Zeit

unterschiedlichen Ansätze, andererseits können wir selbstverständlich auch nicht alle (obskuren) gutheißen, denn dann würden wir nicht mehr verantwortlich, sondern nur noch beliebig handeln. Wir dürfen keine „Entweder-oder-Lösung" (das eine ist richtig und das andere falsch) anstreben, wir müssen uns nach Möglichkeit um eine Integrierung der einzelnen Modelle bemühen.

Am überzeugendsten klingen Erklärungsansätze, die im Fall der Depression von einem Wechselspiel innerer und äußerer Ereignisse ausgehen. Demnach muss zum einen eine gewisse Verletzlichkeit (Fachbegriff: Vulnerabilität) vorliegen, sei es durch ein traumatisches Kindheitserlebnis und/oder ein genetisches Erbe. Dazu müssen allerdings weitere Wirkfaktoren kommen. So gesehen handelt es sich bei der Depression um ein multifaktorielles Geschehen. Welches Gewicht und welche Bedeutung die einzelnen Faktoren haben, ist von Mensch zu Mensch unterschiedlich. Denn kein Patient ist wie der andere.

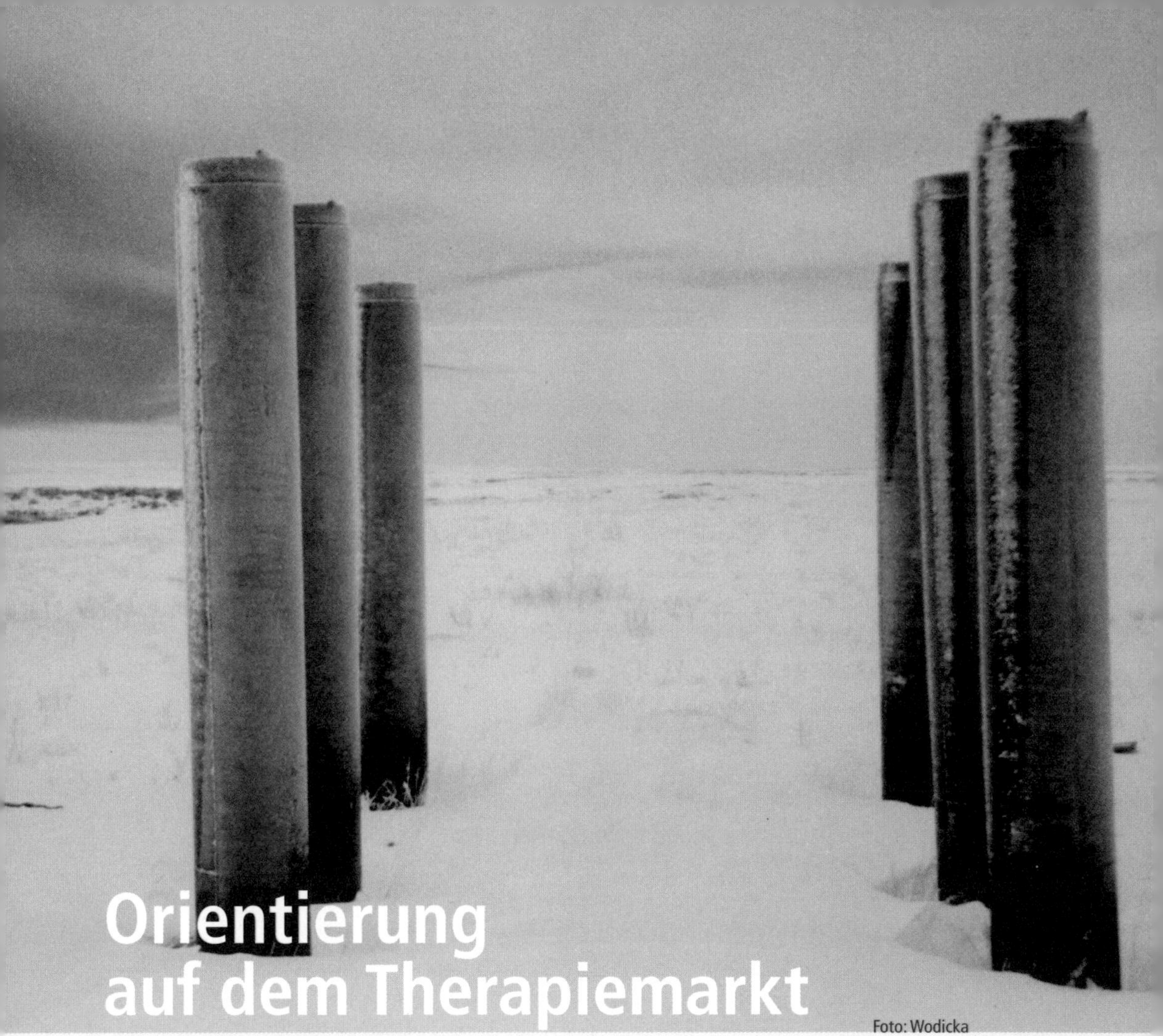

Orientierung auf dem Therapiemarkt

Foto: Wodicka

Wer bietet welche Hilfe?

Erste Anlaufstelle: der Hausarzt

Die gute Nachricht zuerst: An Hilfsangeboten für depressiv Kranke mangelt es nicht. Nun die schlechte: Die Hilfsangebote sind so zahlreich und so unterschiedlich, dass die Orientierung schwerfällt. An wen soll man sich wenden, an den Psychiater, den Psychotherapeuten oder den Arzt mit Psy-Diplom; soll man auf Tabletten setzen oder vielleicht besser eine Psychoanalyse machen; und wie wirkungsvoll sind Verfahren wie die Daseinsanalyse oder die Katathym-Imaginative Psychotherapie oder die Bioenergetische Analyse (Noch nie davon gehört? Das sind alles vom Gesetzgeber anerkannte psychotherapeutische Verfahren.)? Der gegenwärtige „Therapiemarkt" gleicht einem gigantischen Warenhaus ohne jede Kundeninformation. Es fällt schon Fachleuten schwer, die einzelnen Methoden auseinanderzuhalten. Um wie viel schwerer tut sich erst der Depressionskranke!

Wir wollen hier nicht jede einzelne therapeutische Methode bis ins kleinste Detail vorstellen, das würde den Rahmen dieses Ratgebers sprengen, stattdessen beschränken wir uns darauf, die wesentlichen Unterschiede zu skizzieren. Wenden wir uns zunächst der Frage zu: Was soll der Depressionskranke als Erstes tun? Wo findet er Hilfe?

Besteht akute Suizidgefahr? Dann sofort zur Akutaufnahme in die Klinik!

Ist Hilfe umgehend nötig, vielleicht aufgrund akuter Suizidgefahr, dann sofort zur Akutaufnahme in die Klinik oder eine Notrufnummer wählen! Adressen und Telefonnummern finden Sie im Serviceteil (► Seite 121).

Handelt es sich nicht um einen Notfall, führt der erste Weg üblicherweise zum Hausarzt. Der kennt den Patienten gut – zumindest sollte es so sein. Unter Umständen stellt es für den Kranken eine große Hürde dar, einen Termin zu vereinbaren und in die Ordination zu fahren. In diesem Fall können Angehörige und Freunde wertvolle Hilfe leisten.

Was macht nun der Hausarzt? Das ist ganz unterschiedlich: Der eine verschreibt umgehend ein Antidepressivum – wozu er berechtigt ist; und der überwiegende Teil dieser Medikamentengruppe wird in der Tat nicht vom Facharzt, sondern vom Hausarzt verschrieben –, der andere überweist an einen Psychiater, der dritte an einen Psychotherapeuten, der vierte nimmt sich Zeit und lässt sich erst einmal die Leidensgeschichte genau erzählen, der fünfte empfiehlt Johanniskraut und der sechste Mediziner rät dazu, mit sportlicher Betätigung wieder zu psychischer Ausgeglichenheit zurückzufinden. Die Liste der ärztlichen Handlungen und Empfehlungen ließe sich fortsetzen …

Es gibt gute und schlechte Ärzte. Die schlechten fertigen den Patienten kurz ab, die guten nehmen sich Zeit, zeigen Anteilnahme und geben ihm zu verstehen: Ich nehme dein Problem ernst, du kannst dich bei mir gut aufgehoben fühlen.

Fragen, die der Arzt üblicherweise stellt:

Der Hausarzt fragt nach dem Problem

- Können Sie sich noch freuen?
- Fällt es Ihnen in letzter Zeit schwer, Entscheidungen zu treffen?
- Gibt es Dinge, die Ihnen früher Freude gemacht haben, Sie jetzt aber überfordern?
- Gab es in den letzten Wochen Momente, da Sie sich nicht bedrückt gefühlt haben?
- Wie geht es Ihnen an schönen, sonnigen Tagen?
- Können Sie sich mit Ihrem Partner/mit Ihren Kindern austauschen?
- Neigen Sie in der letzten Zeit dazu, sich zurückzuziehen und Gesellschaft zu meiden?
- Neigen Sie in letzter Zeit vermehrt zum Grübeln?
- Denken Sie manchmal, dass Sie für andere nur eine Belastung sind?
- Fühlen Sie sich kraftlos und lustlos?
- Welche Medikamente nehmen Sie ein?
- Was belastet Sie besonders? Gibt es Dinge, an die Sie ständig denken müssen?
- Haben Sie schon einmal daran gedacht, lieber nicht mehr leben zu wollen?
- Haben Sie die Hoffnung, dass es wieder besser werden könnte?
- Empfinden Sie Ihre Familie als Stütze?
- Gibt es etwas, was Sie unbedingt noch erleben wollen?
- Wie ist Ihr Appetit? Schmeckt Ihnen das Essen?
- Haben Sie Gewicht verloren – oder zugenommen?
- Riechen und schmecken Sie nun anders als in früheren Zeiten?
- Hat Ihr sexuelles Interesse nachgelassen?
- Gibt es in der näheren oder weiteren Verwandtschaft Fälle von depressiven oder anderen seelischen Erkrankungen?

- Wie schlafen Sie? Fühlen Sie sich am nächsten Morgen erholt?
- Können Sie, wenn Sie in der Nacht aufwachen, ruhig im Bett liegen bleiben oder wälzen Sie sich hin und her?
- Fühlen Sie sich schon am Morgen antriebslos und bedrückt?
- Gibt es Zeiten im Laufe des Tages, da es Ihnen besser geht?
- Wann sind die schlimmsten Zeiten am Tag für Sie?
- Fühlen Sie einen Druck, und wenn ja, wo? Im Bauch? Im Brustkorb? Im Herzen?
- Sind Ihnen manchmal die Beine so schwer, dass Sie geradewegs das Gefühl haben, nur mit allergrößter Mühe voranzukommen?
- Sehen Sie die Schuld für Ihre momentane Befindlichkeit bei sich selber? Verurteilen Sie sich selber?
- Plagen Sie Zukunftsängste?
- Was empfinden Sie an Ihrem Zustand als am schlimmsten?
- Wann hat Ihr Bedrücktsein begonnen? Hat es plötzlich oder schleichend eingesetzt?
- Haben Sie das Gefühl, Ihre Situation hängt mit Ereignissen am Arbeitsplatz, in der Familie oder Partnerschaft zusammen?
- Wie reagiert Ihre Umwelt auf Ihre Situation? Mit Verständnis – oder zieht sie sich eher zurück? Haben Sie Angst, zu vereinsamen?
- Glauben Sie, dass man Ihnen ansieht, dass es Ihnen schlecht geht?
- Halten Sie sich für einen Versager?
- Haben Sie körperliche Beschwerden?
- Was wäre jetzt für Sie das Wichtigste? – Dass Sie wieder schlafen können? Dass sich Ihre Stimmung wieder bessert?
- Gab es früher schon einmal ähnliche Zeiten von Kraftlosigkeit, Erschöpfung und Deprimiertheit? Haben Sie damals Hilfe in Anspruch genommen?

Der Arzt ist kein Ingenieur – er sollte es jedenfalls nicht sein

Ein guter Arzt kennt sich auf seinem Fachgebiet bestens aus. Doch das allein genügt nicht. Schließlich ist hier kein Ingenieur gefragt, der quasi im Checklisten-Verfahren vorgeht. Der Mensch ist keine Maschine, die nach genauer Anleitung repariert werden kann. Deshalb muss eine weitere Fähigkeit dazukommen: die Fähigkeit, das individuelle Leiden des Patienten zu erkennen und einfühlsam darauf zu reagieren – das, was man früher die „Kunst des Heilens" nannte.

Im Idealfall – eigentlich sollte es die Regel sein – spricht der Hausarzt das weitere Vorgehen mit dem Patienten ab. Denn je mehr der Patient in den Therapieprozess integriert wird, je mehr er sich mit seinen Wünschen und Vorstellungen einbringen kann, desto besser sind in der Regel auch die Erfolgsaussichten.

Die Qual der Wahl

Was hilft nun gegen Depressionen? Den meisten Patienten wäre wohl ein Patentrezept am liebsten. Nur gibt es das (leider) nicht. Der Mensch ist eben kein Auto, das nach einfacher Reparaturanleitung wieder flottgemacht werden kann. Und eine Depression ist keine Infektionskrankheit, die mit Antibiotika zu bekämpfen ist.

Bei manchen Leiden, etwa einem Beinbruch, ist die Ursache klar ausfindig zu machen (monokausales Modell). Schwieriger wird es bei Krankheiten, wo Seele und Geist involviert sind. Denn da ist unser aus der Physik abgeleitetes naturwissenschaftliches Modell nicht mehr so leicht anwendbar. Der Gegenstand der Physik ist Materie. Der Mensch hingegen ist etwas Lebendiges – hier kommt das individuelle Wollen und Wünschen hinzu.

Wir wollen Sicherheit und Voraussagbarkeit – doch in der Medizin gibt es keine hundertprozentige Verlässlichkeit

Wir wollen Sicherheit, wir wollen Voraussagbarkeit – das bietet die Physik mit den von ihr formulierten Naturgesetzen. Wir wollen Sicherheit und Voraussagbarkeit auch in der Medizin. Wir möchten wissen, was genau bei welcher Krankheit hilft – und scheitern immer wieder. Weil keine eindeutige Antwort gegeben werden kann. Weil eine widerspruchsfreie Konstruktion – der Anspruch der Naturwissenschaft – beim Menschen fehlschlägt, aus dem einfachen Grund, weil zu seinem Wesen die Einmaligkeit und Widersprüchlichkeit gehört. „Etwas ist lebendig, nur insoferne es schon Widerspruch in sich enthält", so das berühmte Wort des Philosophen Georg Wilhelm Friedrich Hegel (1770–1831). Ein Aspekt, den auch Mediziner auf ihrer Suche nach „sicheren Erkenntnissen" immer wieder übersehen.

Eines können wir allerdings aus der modernen Physik lernen: dass wir es im Leben in der überwiegenden Zahl der Fälle mit komplexen Systemen zu tun haben, wo sogenannte nichtlineare Prozesse zum Tragen kommen, mit Rückkoppelungen und Kreisläufen, das lehrt uns die Chaosforschung. Sie sagt auch, dass ein Wesensmerkmal von komplexen Systemen ist, dass bereits minimale Anstöße große Wirkung zeigen können – als Beispiel wird gerne der Schmetterling angeführt, der mit seinem Flügelschlag in China einen Orkan am anderen Ende der Welt auslöst.

Der Mensch als komplexes System

Akzeptiert man dieses Modell, die systemische Sichtweise, und versteht den Menschen als ein komplexes System, so hat man auch keine Schwierigkeit zu verstehen, dass Piet Kuiper, wie er in „Seelenfinsternis" (1991) schreibt, insbesondere mithilfe der Maltherapie aus seiner tiefen Depression herausgefunden hat. (Ein seltenes Zeugnis: Der Autor ist Psychiatrieprofessor und berichtet in dieser Biografie, wie er selber von einer Depression heimgesucht wurde.)

Bei dem niederländischen Universitätsprofessor war die Maltherapie offenbar jener kleine Anstoß, der Großes in Bewegung setzte. Nun darf man aus diesem Beispiel aber nicht folgern: Maltherapie – der sichere Weg aus der Depression! Es gilt vielmehr, bei jedem einzelnen Patienten den entscheidenden Punkt zu finden, an dem sozusagen der Hebel angesetzt werden kann. Dass dieser Punkt von Mensch zu Mensch jeweils ein anderer ist, versteht sich von selbst. Und das erklärt auch, warum so viele und so unterschiedliche Verfahren zum Zuge kommen – und auch Erfolge bringen.

Im Übrigen: Wieso sollte es bei der Therapie anders sein als bei den Ursachen? Wie schon im vorigen Kapitel erwähnt, ist die Entstehung einer Depression kaum auf einen einzelnen Grund zurückzuführen, vielmehr auf ein Gemenge verschiedener Faktoren, die sich gegenseitig bedingen.

Heute anders als früher

Welche Verfahren werden nun in der Therapie eingesetzt? Heute andere als früher. In der Renaissance wurden zur Behandlung der Krankheit Diäten empfohlen: leichtes Fleisch, frische Eier und Süßwasserfische. Unter den Früchten nahm die Traube eine besondere Stellung ein, die Traubenkur galt über viele Jahrhunderte als wirksames Mittel. Im 17. und 18. Jahrhundert kam die Musiktherapie wieder zu Ehren, nachdem sie schon im Altertum bekannt gewesen war. Im 19. Jahrhundert wurde gegen Depressionen Opium verschrieben, ein Mittel, das sich immerhin fast bis zur Mitte des 20. Jahrhunderts halten konnte – neben der Behandlung mit Elektroschocks.

Der Psychiater Emil Kraepelin, der heute als Vater des Begriffes „Depression" gilt, konnte Anfang des 20. Jahrhunderts noch empfehlen: „In den Depressionszuständen pflegt man Opium oder Morphium, Bromsalze, hie und da auch Schlafmittel, abendliche Bäder mit kühlen Überrieselungen, gelegentlich vorsichtige Massage in Anwendung zu ziehen; dazu kommt die Sorge um kräftige Ernährung, Regelung der Verdauung, Bettruhe mit regelmäßigem Aufenthalte im Freien, endlich sorgfältige Überwachung wegen der Selbstmordgefahr, namentlich in den Übergangszeiten zwischen Erregung und Verstimmung."

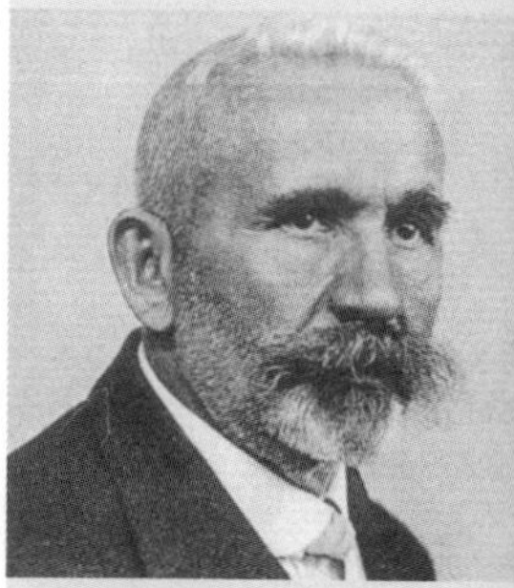

In den 1950er-Jahren kamen schließlich die Antidepressiva auf und übernahmen in der Behandlung der Depression die wichtigste Rolle. Diese besondere Stellung haben sie auch heute noch inne. So wie in anderen medizinischen Bereichen haben die Medikamente sonstige therapeutische Verfahren fast bis zur Belanglosigkeit degradiert. Die Verschreibung von Medikamenten ist zur ärztlichen Standardtherapie avanciert, jedenfalls in der sogenannten Schulmedizin.

Medikamentöse Behandlung

Seit etwa einem halben Jahrhundert wird das seelische Leid also auf medikamentösem Weg behandelt, das ist eine verhältnismäßig kurze Zeitspanne. Verschrieben werden in erster Linie Antidepressiva. Sie gehören zur Gruppe der Psychopharmaka, das sind Medikamente, die auf die Psyche einwirken, auf die seelische Befindlichkeit. Antidepressiva sind die wichtigsten Psychopharmaka in der Depressionsbehandlung, aber längst nicht die einzigen. Dazu kommen

- Tranquilizer (Beruhigungsmittel)
- Hypnotika (Schlafmittel)
- Neuroleptika (in der Depressionsbehandlung zur Beruhigung)
- Phasenprophylaktika (zur Verhütung erneuter Erkrankungsphasen)

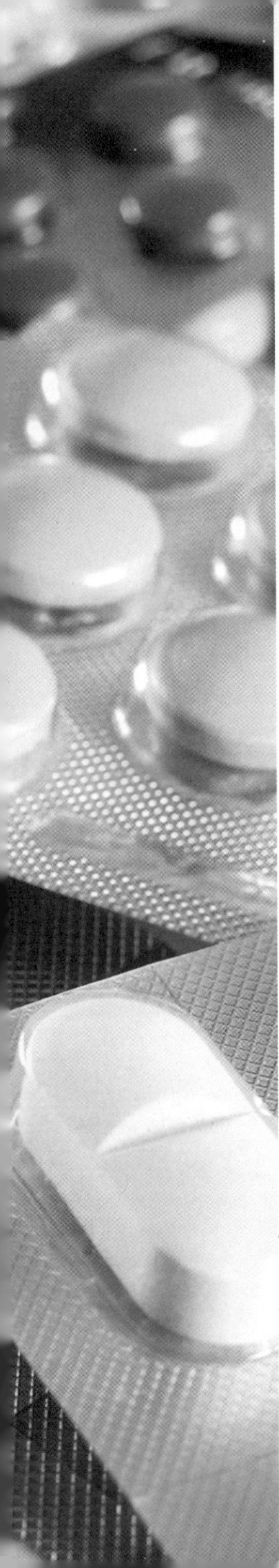

Foto: iStock_FotografiaBasica

Am Anfang stand die große Euphorie, selbst im angesehenen Wissenschaftsmagazin „The Lancet" hieß es 1990: „Die Depression zu behandeln wird ebenso einfach sein, wie eine Schwangerschaft zu verhindern. Nehmen Sie Ihre Pille und seien Sie glücklich." Eine Hoffnung, die in der Zwischenzeit enttäuscht wurde. Ganz so einfach geht es doch nicht, wissen wir heute. Die Euphorie ist einer gewissen Ernüchterung gewichen. Und dennoch wird die damalige Empfehlung auch heute noch eifrig befolgt. Allein in Deutschland stieg die Zahl der Verordnungen einer speziellen Gruppe von Antidepressiva, der sogenannten SSRI-Präparate, zwischen 1997 und 2006 um 700 Prozent. Und in Großbritannien soll im Trinkwasser inzwischen Prozac®, das in dieser Gruppe bekannteste Medikament, nachweisbar sein – die ausgeschiedenen Rückstände des Psychopharmakons, die von den Kläranlagen nicht aufgehalten werden, finden sich nun im Grundwasser. „Was dem Wohlbefinden auf die Sprünge helfen sollte, ist zum Gesundheitsrisiko für alle geworden", schreibt „Die Zeit" (42/2004).

Den nach wie vor steigenden Absatz von Antidepressiva kann man unterschiedlich deuten. Die einen mögen darin einen Erfolg sehen – endlich bekommen die Kranken angemessene Hilfe –, andere ein Warnzeichen: Die Medikamente werden massenweise und recht wahllos verschrieben.

Unumstritten waren Antidepressiva noch nie. Aber warum eigentlich? Es stößt sich doch auch niemand daran, dass der Herz- oder Blutdruckkranke regelmäßig seine Tabletten einnimmt. Warum sieht man das bei einem Depressionskranken nicht ähnlich gelassen?

Der Vorbehalt hängt mit dem besonderen Charakter dieser Krankheit zusammen. Die Depression hat als Störung eine andere Wertigkeit und Dimension als beispielsweise ein Beinbruch, zeigt sie doch eine Wesensverwandlung bei relativer körperlicher Unversehrtheit an. Ein Umstand, der Angst macht – nicht nur dem Betroffenen, sondern auch seiner Umgebung. Was ist nur los? Die Störung rüttelt an unseren Grundfesten.

Bei der Depression ist das kranke Subjekt zugleich Objekt. Grundsätzliche Fragen tauchen auf: Wer sind wir? Sind wir noch wir selbst, wenn wir depressiv sind? Oder bereits eine andere Person? Was macht den Kern unserer Persönlichkeit aus? Ähnliche Fragen betreffen auch die medikamentöse Behandlung: Machen die Tabletten uns vielleicht zu ganz anderen Menschen? Betreiben wir mit ihnen eine Art Doping, damit wir den Anforderungen des modernen Lebens gewachsen sind? Sind wir noch wir selbst, wenn wir unser Denken und Fühlen medikamentös beeinflussen?

Psychiater betonen, dass Antidepressiva nicht zu einer Persönlichkeitsveränderung führen und sie gesunde Menschen auch nicht etwa in bessere Stimmung versetzen. Die Mittel sollen dem Patienten dazu verhelfen, dass er wieder der Mensch wird, der er vor seiner Erkrankung war, dass er wieder am Leben teilhaben kann.

Ein weiterer Vorbehalt kommt aus einer anderen Ecke: Antidepressiva kurieren höchstens die Symptome, nicht die eigentliche Ursache! Weiters heißt es, es handle sich dabei bloß um ein „Herumdoktern". Hier wird ausgeschlossen, dass die Depression auch eine biologische Komponente haben könnte. Das ist eine recht einseitige Sichtweise.

Wirkprinzip der Antidepressiva

Antidepressiva kommen auch bei einer Vielzahl anderer Erkrankungen zur Anwendung

Wie wirken Antidepressiva? Es klingt überraschend, aber selbst die auf diesem Gebiet tätigen Forscher können das nicht mit allerletzter Sicherheit sagen. „Unsere Zeit mag paradox erscheinen: Die Psychopharmaka sind sehr wirksam, aber die Wirkungsmechanismen der verordneten Medikamente kennen wir nicht", schreibt Henri Lôo (2000), Leitender Direktor der Psychiatrischen Klinik am Universitätsklinikum Sainte-Anne in Paris. Es trägt auch zur Verwunderung, wenn nicht gar zur Verstörung bei, dass laufend neue Indikationen hinzukommen, bei denen Antidepressiva auch angebracht sind, so bei Ängsten, Phobien, Zwangsneurosen, Migräne, Narkolepsie, um nur einige Beispiele zu nennen. Der Zufall stand Pate bei der Entwicklung der Antidepressiva, und das tut er auch bei der Ausweitung des Einsatzgebietes.

Warum Antidepressiva genauso gegen Depressionen wie gegen Narkolepsie und Migräne helfen können, ist kaum zu erklären. Irgendwie hängt eben alles mit allem zusammen, sagen Mediziner. In der Behandlung von Depressionen zielen die Medikamente darauf ab, den Mangel an Neurotransmittern im synaptischen Spalt aufzuheben.

Nach ihrer Wirkweise und chemischen Zusammensetzung werden folgende Gruppen von Antidepressiva unterschieden:

- Tri- und Tetrazyklische Antidepressiva (TZA)
- Monoaminooxidase-Hemmer (MAO-Hemmer)
- Selektive Serotonin-Rückaufnahme-Inhibitoren (SSRI)
- Neuere Antidepressiva

Sedieren oder stimulieren?

Welches der derzeit auf dem Markt befindlichen Antidepressiva ist das beste? Das wollen viele Betroffene verständlicherweise wissen. Aber: Es gibt kein „bestes" Medikament. Je nach Krankheitsbild, Alter, Begleiterkrankungen, Geschlecht und anderen Umständen wählt der Arzt ein bestimmtes Mittel aus. Dabei orientiert er sich unter anderem an der Frage: Muss der Patient eher aktiviert oder beruhigt werden? Handelt es sich also um einen gehemmt-apathischen oder um einen unruhig-überaktiven Depressiven? Je nachdem muss in die eine oder andere Richtung ein Impuls gesetzt werden. Kommt es auf Beruhigung (Sedierung) an, werden unter Umständen zusätzlich Tranquilizer oder Hypnotika verschrieben.

Entscheidende Frage: Muss der Patient eher aktiviert oder beruhigt werden?

Sedieren oder stimulieren? Beruhigen oder antreiben? Die Verschreibung von Antidepressiva scheint recht einfach zu sein – ist es aber nicht. Sie erfordert große Erfahrung. Beispiel manisch-depressive Erkrankung: Hier besteht die Gefahr, dass durch eine zu hohe Dosierung der Patient in den jeweils entgegengesetzten Krankheitszustand kippt. Mediziner sprechen vom gefährlichen „Switchen".

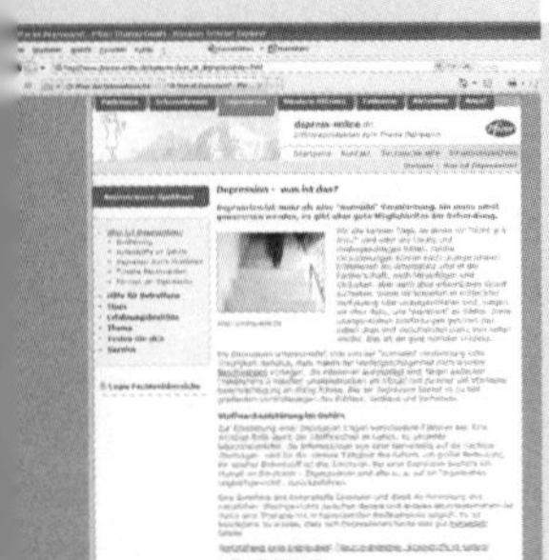

Stimmt die Hypothese überhaupt?

„Auf der deutschen Internetseite des Pharmaherstellers Pfizer steht nach wie vor: ‚Bei einer Depression besteht ein Mangel an Serotonin.' Doch dies konnte bis heute keine Studie nachweisen. Manche Depressive haben sogar einen höheren Serotonin-Spiegel als Gesunde. Was ein normaler Wert ist, weiß ohnehin niemand. Außerdem dauert es in der Regel mehrere Wochen, bis die SSRI bei Patienten Wirkung zeigen, obwohl die Wiederaufnahme-Hemmung schon nach den ersten Tabletten einsetzt."
Aus: „ZEIT Wissen" 02/2008

Bei der unipolaren Störung kann eine falsche Menge bedeuten, dass der depressiv Erkrankte aus seiner Starre erwacht – und nun zu jener Tat schreitet, zu der ihm bisher die Kraft gefehlt hat: Er bringt sich um. Eine Überdosis bestimmter Antidepressiva hat im Übrigen das Potenzial, zum Tod zu führen. Dazu schreibt Siegfried Kasper (2002): „Trizyklika und Tetrazyklika werden häufig in suizidaler Absicht in einer Überdosis eingenommen. Die letale Dosis dieser Antidepressiva beträgt nur etwa 10 – 20 mg pro Kilogramm Körpergewicht."

Antidepressiva sind, das sollte klar geworden sein, keine Mittel, die man bei Unpässlichkeit einfach mal so schluckt wie Aspirin bei Kopfweh. Davon abgesehen sind diese Medikamente ohne Rezept gar nicht erhältlich: Sie gehören von einem erfahrenen Spezialisten verschrieben.

Wie unterscheiden sich neuere Präparate von älteren? In der Wirkung kaum. Das ist schon daran zu erkennen, dass Imipramin, das Mittel, das vor mehr als 50 Jahren eingeführt wurde, heute noch auf dem Markt ist, freilich unter anderem Namen. Unterschiede zeigen sich eher in der Darreichungsform und der Verträglichkeit. Die SSRI und neuere Antidepressiva müssen im Gegensatz zu Mitteln der früheren Generation nicht einschleichend hinaufdosiert werden und haben in der Regel auch weniger Nebenwirkungen.

Keine Wirkung ohne Nebenwirkungen

Der Beipacktext liest sich wie der gespenstische Katalog schwerer Krankheiten

Und dennoch: Wer den Beipacktext gleich welchen Antidepressivums liest, hält einen fast 50 cm langen Zettel in den Händen. Mundtrockenheit, Händezittern, Gewichtszunahme, Schwindelgefühl, Verstopfung, sexuelle Unlust, das sind noch die harmlosesten Nebenwirkungen, die aufgezählt werden. Bei den in Österreich kaum noch verschriebenen MAO-Hemmern kann es laut Beipackzettel zu einem gefährlichen Blutdruckabfall kommen, und bei TZA zu Herzrhythmusstörungen. Die langen Listen möglicher Nebenwirkungen lesen sich wie gespenstische Kataloge schwerer Krankheiten.

Neben den teils lästigen, teils gefährlichen Nebenwirkungen sind auch mögliche Kontraindikationen (Ausschlussgründe) wie beispielsweise eine Niereninsuffizienz zu beachten, ebenso mögliche Wechselwirkungen mit anderen Medikamenten. Das betrifft vor allem ältere Patienten, die gewöhnlich mehrere Mittel einnehmen. In einer Hinsicht kann allerdings Entwarnung gegeben werden: Im Gegensatz zu Schlaf- und Beruhigungsmitteln machen Antidepressiva nicht süchtig.

Einmal mehr muss der Arzt (gemeinsam mit dem Patienten) entscheiden: Überwiegt der Schaden auch nicht den möglichen Nutzen?

Nebenwirkung: Suizid

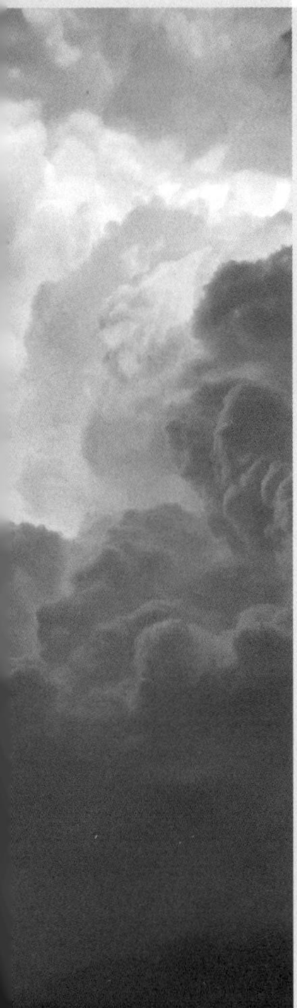

„Beliebt ist auch das Unterschlagen von Befunden. SmithKline Beecham, Vorläuferfirma des Pharmariesen GlaxoSmithKline, hatte sein Antidepressionsmittel Seroxat an Kindern und Jugendlichen getestet. Die Resultate enttäuschten. In der Studie Nummer 377 schnitt das Präparat sogar schlechter ab als das Placebo. Das hauseigene Central Medical Affairs Team empfahl daraufhin, die ‚Verbreitung dieser Daten wirkungsvoll zu steuern, um jegliche negative kommerzielle Wirkung zu minimieren'. Dass jemand dieses Dokument vor kurzem an die BBC schickte, war Pech und zwang GlaxoSmithKline zu der Verlautbarung, das Papier habe ‚sachlich falsche Schlüsse' enthalten. Einige Spezialisten kannten die Ergebnisse, waren jedoch ‚durch Schweigeklauseln am Reden gehindert', wie die beteiligte Forscherin Jane Garland im Nachhinein klagte. Von drei Studien publizierte GlaxoSmithKline nur eine einzige in einer Fachzeitschrift. Bei der waren die Hauptwirkungen von Seroxat zwar auch nicht besser als jene des Placebos. Doch die gesponserten Forscher konzentrierten sich nach bewährter Methode auf Nebenbefunde und resümierten, das Mittel sei bei Heranwachsenden ‚wirksam'. Sie nahmen nicht weiter tragisch, dass fünf Behandelte ‚emotionale Labilität' zeigten, womit in erster Linie Selbstmordgedanken umschrieben wurden. In der Placebo-Gruppe gab es nur einen solchen Fall. 2003 warnte die britische Arzneimittelbehörde nach Analyse der Daten davor, Minderjährigen Seroxat oder eines von fünf vergleichbaren Medikamenten zu verordnen: wegen erhöhter Selbstmordgefahr und zweifelhaftem Nutzen. Andere Länder schlossen sich an. ‚Nach Diskussionen' mit der kanadischen Gesundheitsbehörde tat GlaxoSmithKline selbst öffentlich kund, das Mittel habe ‚keine größere Wirksamkeit bei Depressionen als ein Placebo gezeigt' und sollte wegen ‚eines möglicherweise erhöhten Risikos suizidbezogener Nebenwirkungen' bei Minderjährigen ‚nicht verwendet werden'."
Aus: „Die Tricks der Pillendreher" – „Die Zeit" 18/2004

Foto: iStock_ricardoreitmeyer

Denn das steht außer Frage: Antidepressiva bedeuten einen schweren chemischen Eingriff im Zentrum des Ichs. Sie verschieben zentrale biochemische Gleichgewichte, auch an Stellen, wo diese nicht gestört waren.

Antidepressiva bedeuten einen schweren chemischen Eingriff im Zentrum des Ich

Was ist bei der Einnahme dieser Psychopharmaka zu beachten? Insbesondere, dass eine stimmungsaufhellende Wirkung oft erst nach zwei Wochen einsetzt. Das muss der Patient wissen, damit er sich keine falschen Hoffnungen macht. Freilich stellt das oft eine Zumutung für ihn dar, ist er doch ohnehin schon unfähig zu jeder Hoffnung – und nun soll er sich erst einmal in Geduld üben. Zur Bewältigung dieser kritischen Phase werden oft Beruhigungsmittel verschrieben.

Geschlechtsspezifische Unterschiede

„Ein Großteil der geriatrischen Patienten sind Frauen. Sie gehen häufiger zum Arzt und erhalten mehr Arzneiverordnungen, insbesondere Psychopharmaka und auch Arzneimittel mit fragwürdigem Nutzen. Frauen erleiden häufiger als Männer bestimmte unerwünschte Arzneimittelwirkungen. Während die Resorption und Verteilung anscheinend nicht geschlechtsspezifisch verändert ist, scheint der hepatische Metabolismus beeinflusst zu sein. Insgesamt besteht hier aber noch ein großes Wissensdefizit. Dagegen gibt es bereits einige Kenntnisse über geschlechtsspezifische Unterschiede in der Wirkung und Wirksamkeit von Arzneimitteln. So sprechen Frauen besser auf trizyklische Antidepressiva an als Männer."
Aus: Böhmer und Füsgen (2008) Geriatrie. Der ältere Patient mit seinen Besonderheiten

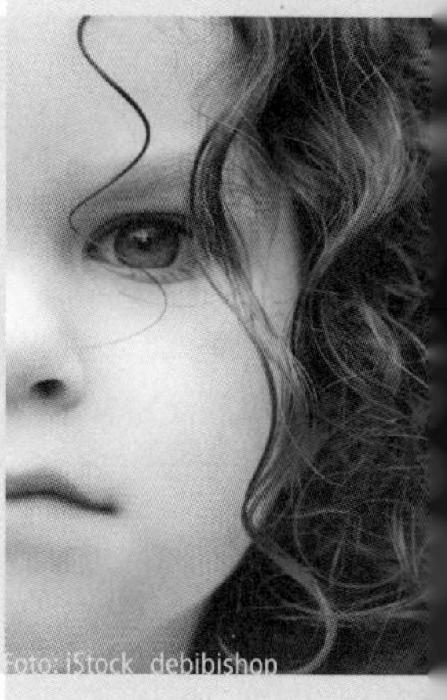

Foto: iStock_debibishop

Sedierende Antidepressiva sollten erst am Abend, gegen 22 Uhr, eingenommen werden, um den schlafanregenden Effekt der Medikamente zu nutzen. Nichtsedierende Antidepressiva müssen dagegen morgens genommen werden.

Je nach Wirkung müssen Medikamente am Morgen oder am Abend eingenommen werden

Kommt es auch nach einem Monat zu keiner Besserung, so erhöht der Arzt üblicherweise erst die Dosis. Hilft auch das nichts, stellt er auf ein anderes Präparat um, was bei immerhin jedem dritten Patienten nötig ist. Das hört sich ganz nach dem klassischen „Versuch-und-Irrtum-Prinzip" an, und um nichts anderes handelt es sich auch. Der Arzt kann im Voraus nicht sagen, auf welches Medikament der Patient anspricht. Es kommt die

Schwierigkeit dazu, dass wie bei der Diagnose eindeutige Marker fehlen, die einen Erfolg anzeigen. Arzt und Patient helfen sich mit standardisierten Fremd- und Selbstbeurteilungsbögen – aber deren Aussagewert ist naturgemäß beschränkt. In der Regel bessern sich zuerst Symptome wie Schlaflosigkeit, Angst, Unruhe, Getriebenheit, Grübeln und Gedankenkreisen – erst später kommt es zu einer Stimmungsaufhellung. Die Depression ist eben, um es noch einmal zu betonen, eine Störung, die sich auf mehreren Ebenen (affektiv, kognitiv, vegetativ) manifestiert.

Die medikamentöse Behandlung gliedert sich normalerweise in drei Phasen: Akutbehandlung, Erhaltungstherapie und Verhinderung von

Zeigt das Medikament keine Wirkung? Dann folgt als nächster Schritt eine Dosiserhöhung

Vorgangsweise bei depressiven Patienten

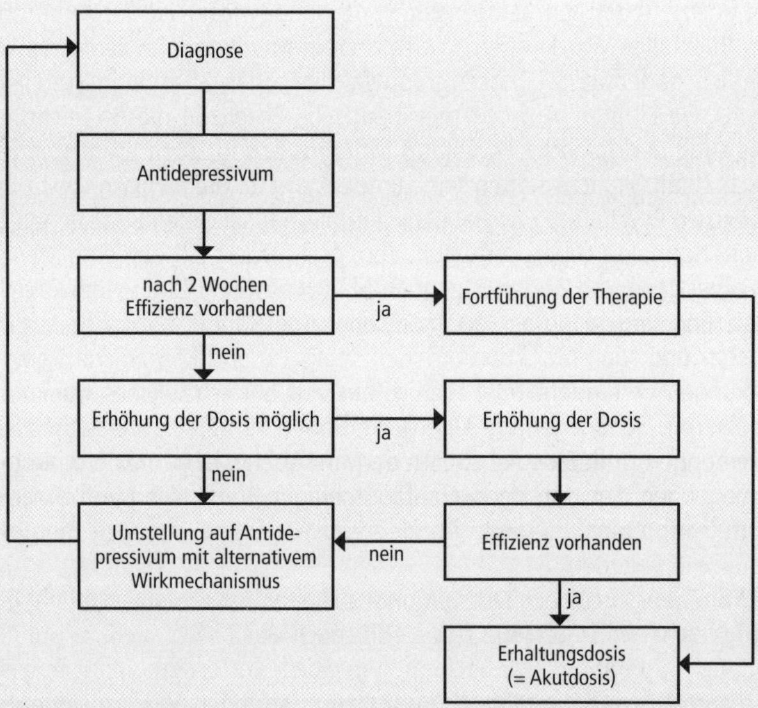

Quelle: Kasper S et al. (2002) Depression. Diagnose und Pharmakotherapie

Rückfällen. Führt die Behandlung beim Patienten zu einer merklichen Stimmungsaufhellung, so ist die Arbeit des Arztes damit noch nicht beendet. Er setzt die medikamentöse Verschreibung in der Regel für etwa ein halbes Jahr fort, um eine Stabilisierung herbeizuführen. Hier gilt der Grundsatz: Die Medikation nicht abrupt abbrechen, sondern die Dosis nach und nach verringern, sie langsam ausschleichen lassen.

Lebenslange medikamentöse Einstellung

Mitunter mag, vor allem bei schweren manisch-depressiven Störungen, eine langjährige, vielleicht lebenslange „medikamentöse Einstellung" erforderlich sein, ähnlich wie bei einer Zuckerkrankheit, bei der der Betroffene zeitlebens auf seine Insulinspritze angewiesen ist. Zur Verhütung von Rückfällen werden gerne auch andere Medikamente verschrieben, nämlich sogenannte Phasenprophylaktika oder Stimmungsstabilisatoren, wie Lithium. Auf das therapeutische Potenzial dieses Leichtmetalls stieß der dänische Psychiater Morgens Schou, auch er im Übrigen durch Zufall. Manche halten seine Entdeckung für die segensreichste der modernen Psychiatrie überhaupt. Jedenfalls hat sie vielen Betroffenen zu einem normalen Leben verholfen. Vom Arzt fordert Lithium eine Menge Kunstverstand und Fingerspitzengefühl. Nur eine sorgfältige individuelle Dosierung und ständige Laborkontrollen (besonders bezüglich Schilddrüsen- und Nierenfunktion) können seelische und körperliche Nebenwirkungen verhindern oder wenigstens auf ein erträgliches Minimum reduzieren. Schon geringe Überdosierungen führen zu Vergiftungserscheinungen, zum Beispiel zu Zittern, Muskelschwäche, unkoordinierten Bewegungen, Sehstörungen, Hautausschlägen, Verwirrung und Magen-Darm-Symptomen.

Bei der Gabe von Lithium ist großes Fingerspitzengefühl gefordert

Hilft gegen Traurigkeit keine Pille?

„Antidepressiva haben ihre Wirksamkeit in strengen Studien eindeutig belegt, und unzählige Betroffene können die segensreiche Wirkung der Antidepressiva bestätigen", schreibt Ulrich Hegerl (2005). Wirken Anti-

Kognitive Prozesse können heilsame Körperreaktionen hervorrufen

depressiva aber vielleicht nur deshalb, weil die Patienten von deren Wirkmacht überzeugt sind? Wie bestimmte Erwartungen eindeutige körperliche Reaktionen hervorrufen können, zeigen auch andere Beispiele: So beschleunigte bei einem Experiment allein der Glaube, „normalen" Kaffee zu trinken, den Pulsschlag der Probanden, selbst wenn sie entkoffeinierten Kaffee vorgesetzt bekamen. Und das Befinden von Parkinson-Patienten besserte sich in einer anderen Untersuchung merklich, nachdem bei ihnen vermeintlich eine Hirnoperation durchgeführt worden war – in Wahrheit hatten die Ärzte aber nur die Kopfhaut leicht angeritzt.

Placebo – ein Wirkstoff, der keiner ist und doch wirkt

Die Rede ist hier vom sogenannten Placeboeffekt. In den verschiedenen medizinischen Lexika finden sich unter dem Stichwort „Placebo" Angaben wie „Leerpille", „indifferente, unwirksame Substanz" oder „Scheinmedikament ohne Wirkung". Das Besondere ist nun, dass die wirkstofflose Substanz sehr wohl Wirkung zeigt. Wir nehmen eine reine Zuckerpille, und wenn uns jemand (am besten eine Autoritätsperson wie eben der Arzt) glaubhaft genug versichert, dass sie gegen Kopfschmerzen hilft, so verschwinden diese in der Mehrzahl der Fälle tatsächlich.

Der Glaube kann bekanntlich Berge versetzen. Offensichtlich können auch kognitive Prozesse heilsame Körperreaktionen hervorrufen. Gedanken und Gefühle führen nachweislich zu physiologischen Änderungen. Was da genau wie abläuft, ist noch nicht restlos erforscht. Die Ergebnisse sind allerdings nicht in Abrede zu stellen, da objektiv belegbar. Die Kopfschmerzen sind weg – das ist keine Einbildung, sondern Tatsache.

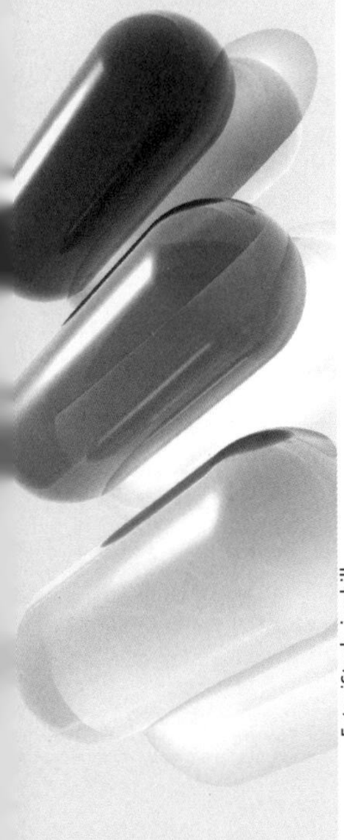
Foto: iStock_israbill

Kranke genesen auch, wenn sie nur zum Schein behandelt werden. Das zeigte sich im Zweiten Weltkrieg: Weil das Morphin ausgegangen war, verabreichten Chirurgen vielen verwundeten Soldaten heimlich Salzlösungen – prompt verspürten die Versehrten Linderung.

Es handelt sich um ein Phänomen, das die Schulmedizin anerkennen muss, mit dem sie aber nichts anzufangen weiß, weil sie es nicht erklären kann. Weil es nicht in ihr Konzept passt. Etwas wirkt, obwohl es keine Wirkstoffe hat – das darf es nach ihrem Weltbild gar nicht geben. Die

Naturwissenschaft spricht bei Phänomen, die sie nicht begründen kann, von „Zufall".

Warum haben die Menschen früher nicht gegen die Rosskuren mit Blutegeln und Klistieren rebelliert? Warum sind sie nicht reihenweise daran gestorben? Eine mögliche Erklärung ist: Diese wahrlich nicht gesunden Methoden – damals freilich der medizinische Standard – haben zur Gesundung beigetragen, weil die Menschen von ihrem Nutzen überzeugt waren.

Aus der Placeboforschung wissen wir: Blaue Tabletten schläfern die Menschen ein, gelbe üben eine anregende Wirkung aus und rote stärken das Herz. Für alle Farben gilt: Markentabletten wecken stärkere Erwartungen als nachgemachte Produkte (Generika). Viermal am Tag etwas schlucken bringt mehr als zweimal. Und größere Kapseln wirken stärker als kleinere.

Basiert auch die Wirkung der Antidepressiva vielleicht einzig und allein auf Einbildung? Genau diese Behauptung stellten Anfang 2008 zwei medizinische Institutionen auf und sorgten damit für großes Aufsehen, nicht nur in der Fachwelt, sondern auch in der breiteren Öffentlichkeit. Zunächst veröffentlichte das renommierte „New England Journal of Medicine" eine entsprechende Studie, kurze Zeit später zog der britische Wissenschaftler Irving Kirsch von der Universität in Hull mit einer eigenen Untersuchung nach und schrieb im Fachblatt „PLOS Medicine" (Bd. 5, Nr. 2, e45): „Die Wirkung aller SSRI übersteigt die von simplen Zuckerpillen nicht, allenfalls bei ‚schwersten Fällen' zeige sich ein (wenn auch kleiner) Unterschied zwischen Wirkstoff und Scheinmedikament."

Die Meldung ging durch die Weltpresse, auch alle österreichischen Zeitungen berichteten, die seriöse „Süddeutsche Zeitung" (27.2.08) fand sie bedeutend genug, um sie auf die Titelseite zu hieven, unter der Überschrift: „Gegen Traurigkeit hilft keine Pille". Nun empfiehlt sich eine gesunde Skepsis gegenüber medizinischen Studien. Ein geflügeltes Wort in der Branche lautet: „Traue keiner klinischen Studie, die Du nicht selber verdreht hast." Nicht dass die Herren Professoren bewusst Zahlen manipulieren würden, aber es ist ein offenes Geheimnis, dass mal bewusst Probanden im besten Lebensalter ausgesucht werden, weil bei denen mögliche Nebenwirkungen nicht oder nicht so stark auftreten, mal das Vergleichsmedikament in geringerer Dosis verabreicht wird – und schon

„Traue keiner klinischen Studie, die du nicht selbst verdreht hast."

bleibt ein therapeutischer Effekt aus. Es gibt genug Möglichkeiten, darauf hinzuwirken, dass das Ergebnis so ausfällt, wie es sich der Auftraggeber wünscht. Und ist das einmal nicht zu machen, so verschwindet die Studie eben in der Schublade – 50 bis 70 Prozent der Studienergebnisse werden der Öffentlichkeit nie mitgeteilt (mehr dazu in: „Die Tricks der Pillendreher" – „Die Zeit" 18/2004).

Pharmakonzerne, die ein neues Medikament auf den Markt bringen wollen, sind zwar verpflichtet, sämtliche existierenden Studien bei der Zulassungsbehörde einzureichen. In Fachmagazinen veröffentlicht werden jedoch nur jene Tests, die das gewünschte Resultat erbracht haben.

Das Besondere an der Untersuchung der Universität von Hull ist, dass sie auch bis dahin unveröffentlichte Papiere aus den Schubladen der amerikanischen Arzneimittelbehörde FDA mit eingeschlossen hat, wodurch sich die Qualität der Auswertung erhöhte. Studienleiter Irving Kirsch kommt zu dem eindeutigen Schluss: „In Anbetracht unserer Resultate gibt es kaum einen Grund, irgendjemandem außer schwerst depressiven Patienten noch Antidepressiva zu verschreiben."

Antidepressiva nicht viel wirksamer als Zuckerpillen?

Der Forscher behauptet nichts anderes, als dass Antidepressiva und Zuckerpillen sich in ihrer Wirkung überhaupt nicht unterscheiden. Verständlich, dass dieses Ergebnis für ein kleineres Erdbeben in der Branche sorgte. Kaum jemand konnte sich freuen. Natürlich nicht die pharmazeutische Industrie, die um ihre Umsätze bangt. Auch nicht die Ärzte, die nun nicht wissen, was sie weiter machen sollen. Und schließlich auch nicht die Patienten, die um eine Hoffnung ärmer sind.

Was in solchen Fällen üblicherweise geschieht – die Seriosität der Studie in Zweifel zu ziehen –, musste diesmal ausbleiben, denn die Forscher hatten gründlich gearbeitet.

„Ob sich nun angesichts der neuen Studien etwas Grundlegendes ändert?", fragt „Die Zeit" (27.2.2008) in ihrem Beitrag „Wider die Glückspille!" und gibt auch gleich die Antwort: „Wohl kaum, denn Antidepressiva stillen offenbar ein unbändiges Bedürfnis nach Hilfe. Allein der Wirkstoff Fluoxetin (bekannt als Prozac® oder Fluctin®) wurde bereits von 45 Millionen Menschen weltweit eingenommen. Die Nebenwirkungen reichen von Übelkeit über Durchfall bis hin zu sexuellen Funktionsstörungen – aber die Leute schlucken das Zeug. Und nicht nur in den USA, wo Prozac® am häufigsten verordnet wird und fünf Prozent aller Verschreibungen Kinder betreffen, nimmt die Einnahme von Antidepressiva unaufhaltsam zu: Auch in Deutschland erreichte die Zahl verschriebener Tagesdosen laut Arzneimittelreport allein für Fluoxetin die Marke von einer halben Million, Tendenz steigend." Die Zahlen für Österreich: Allein in Wien wurden im Jahr 2007 eine Million Packungen Antidepressiva verschrieben. Zwischen 2004 und 2007 stieg die in Österreich verschriebene Menge an Antidepressiva um mehr als ein Viertel.

Der Absatz von Antidepressiva nimmt von Jahr zu Jahr zu, weltweit und auch in Österreich

Firmenvertreter und einige Psychiater betonen, „sorgfältige wissenschaftliche und medizinische Experimente" hätten sehr wohl gezeigt, dass Antidepressiva wirksam sind. In dieser Auseinandersetzung gibt es wohl keine endgültigen Antworten. Wenden wir uns stattdessen der Frage zu: Welche Alternativen gibt es zu Antidepressiva? Welche anderen Mittel werden gegen Depressionen verschrieben?

Phytopharmaka: eine wirkliche Alternative?

Da wären als Erstes die Phytopharmaka zu nennen, die pflanzlichen Mittel. Sind sie eine Alternative zu den synthetischen Substanzen?

„Die Frage, ob heute, angesichts vieler moderner Antidepressiva, die Phytotherapie noch einen Platz hat, ist grundsätzlich zu bejahen. Und zwar deshalb, weil manche Patienten eine solche Behandlung bevorzugen und auch darum, weil die Wirksamkeit mancher Phytotherapeutika untersucht wurde und ein positiver Effekt nachgewiesen werden konnte", schreibt Thomas Haenel (2008).

Ist gegen Depression kein Kraut gewachsen?

Gegen leichte und mittelschwere Formen der Depression wird insbesondere Johanniskraut empfohlen. Das Heilkraut wurde schon im Mittelalter verwendet, damals zur Teufelsaustreibung. Nun gibt es die verschiedensten Mittel, in denen Johanniskraut enthalten ist, vom Johanniskraut-Ölschaum über Johanniskraut-Entspannungsdragees bis hin zum „Wurzelsepp Johanniskrauttee". Es fällt schwer, Aussagen zur Wirkung zu machen, weil die Konzentration von Präparat zu Präparat unterschiedlich ist und Studien auf diesem Gebiet ohnehin Mangelware sind. Der Tee ist nur bedingt empfehlenswert bei Depressionen, sagt der Pharmakologe Theodor Dingermann in der Zeitschrift „Geo" (2/2008): „Wenn die Inhaltsstoffe mit Wasser extrahiert werden, sind sie für die Aufnahme im Körper schlecht verfügbar."

Johanniskraut ist im Vergleich zu den synthetischen Substanzen im Allgemeinen weniger problematisch in Bezug auf Nebenwirkungen, doch das heißt nicht, dass es völlig ungefährlich wäre. Es können insbesondere Interaktionen mit anderen Medikamenten auftreten: So ist das Heilkraut in der Lage, die Wirkung der Antibabypille herabzusetzen, und es verträgt sich auch nicht mit Ciclosporin, einem Mittel, das nach Transplantationen zur Verhinderung einer Abstoßungsreaktion eingesetzt wird.

Es ist also nicht so, dass Naturmittel so harmlos sind, wie manche glauben …

Depressionen gehen einher mit Unruhe, innerer Anspannung und Schlafstörungen. Diese Beschwerden können gut mit pflanzlichen Mitteln behandelt werden. Eine beruhigende Wirkung haben Melissenblätter, Hopfenpräparate und Baldrianwurzel.

Psychotherapie: die systematische Anwendung psychologischer Methoden

Wie Untersuchungen zeigen, besteht generell bei Frauen und bei Menschen mit höherer Bildung ein großer Vorbehalt gegen Medikamente. Sie wollen ihr Problem lieber aktiv angehen und nach den Ursachen forschen. Wenn es nötig ist, sind viele auch bereit, in ihrem Leben eine radikale Kehrtwendung zu vollziehen. Kurz: Sie gehen lieber zum Psychotherapeuten als zum Psychiater. In der Psychotherapie dominiert das Gespräch. Der Psychotherapeut versucht in gemeinsamer Arbeit mit dem Patienten auf den Grund des Übels zu kommen und Strategien zur Besserung zu entwickeln.

„Die Psychotherapie ist die Behandlung emotionaler Probleme mit psychologischen Mitteln, wobei ein dafür ausgebildeter Therapeut mit Bedacht eine berufliche Beziehung zum Patienten herstellt mit dem Ziel, bestehende Symptome zu beseitigen, zu modifizieren oder zu mildern, gestörte Verhaltensweisen zu wandeln und die günstige Reifung und Entwicklung der Person zu fördern", schreibt Hans Georg Zapotoczky, em. Vorstand der Grazer Universitätsklinik für Psychiatrie (2003).

Psychotherapie oder Pharmakotherapie?

„Ich habe eine Depression", sagt der eine Patient. Und der andere: „Ich bin depressiv." Ein kleiner Unterschied in der Formulierung, der zwei unterschiedliche Betrachtungsweisen der Krankheit deutlich macht.

Im ersten Fall tendiert der Kranke zu der Ansicht, gleichsam von einem geheimnisvollen Fremdwesen überfallen worden zu sein. Im anderen Fall erkennt er die Störung als etwas an, für das er, wenigstens zu einem gewissen Teil, selbst verantwortlich ist. Einmal gibt er die eigene Verantwortlichkeit ein Stück weit ab, das andere Mal steht er zu ihr und möchte das Heft in der Hand behalten. Der erste Patient tendiert zur Einnahme von Medikamenten, der andere zu einer psychotherapeutischen Therapie.

Es spiegeln sich hier zwei entgegengesetzte Positionen, die ihren Ursprung im jahrelangen Streit der Fachwelt haben, welche Ursachen für die Entwicklung einer Depression verantwortlich zu machen sind. Wir haben diese Frage bereits im vorigen Kapitel erörtert und wollen es noch einmal kurz wiederholen: Die einen vermuten die Gründe für psychisches Leid in den Lebensumständen der Menschen, in ihren Einstellungen und den gesellschaftlichen Verhältnissen. Die anderen machen dagegen einen Defekt im Gehirn verantwortlich.

„Psycho-Soziale" gegen „Bio-Chemiker", „Fortschrittliche" gegen „Reaktionäre"

Die beiden Lager lieferten sich in der Vergangenheit teilweise heftige Fehden, die oft zusätzlich politisch aufgeladen wurden: Da kämpften die „Psycho-Sozialen" gegen die „Bio-Chemiker", die „Fortschrittlichen" gegen die „Reaktionäre". Ganz ausgestanden ist der Streit noch nicht, doch langsam gewinnt auf beiden Seiten die Einsicht an Boden, dass die anderen zumindest nicht völlig unrecht haben. Es haben wohl beide Seiten etwas Richtiges gefunden – und keiner die ganze Wahrheit.

Dem Streit lag ein Dualismus zugrunde, der Seele und Körper strikt trennte: Entweder hatte etwas psychische Ursachen, dann musste es psychisch behandelt werden. Oder es hatte biologische Ursachen, dann waren Medikamenten gefragt. Heute ist allerdings bekannt, dass jede seelische Regung – jedes Gefühl, jede Erinnerung, jede Stimmung – gleichzeitig eine materielle Regung im Zentralnervensystem ist und dass sich der biologische Haushalt im menschlichen Gehirn gleichermaßen mit Medikamenten wie auch durch psychotherapeutische Interventionen beeinflussen lässt. Das Körperliche und das Seelische sind nur zwei Ebenen ein und desselben Geschehens. Erlebensprozesse sind auch immer „Erleibungsprozesse". Wir sind nicht zweierlei, wir sind eins.

Die „Wahrheit" ist noch nicht gefunden

Insofern stellt sich heute die Frage gar nicht mehr: Psychotherapie oder Pharmakotherapie? Vielfach werden die beiden Konzepte kombiniert. Manche meinen sogar, eine medikamentöse Behandlung sollte nie ohne begleitende Psychotherapie erfolgen. Sonst käme dies – wie Walter Pöldinger in der „Schweizerischen Ärztezeitung" (62, S. 1113–1118) formuliert – der Situation gleich, „in der jemand über die Brücke geht, unterhalb einen Ertrinkenden um Hilfe rufen hört und diesem nur einen Rettungsring zuwirft, ohne sich darum zu kümmern, ob er ihn überhaupt erreicht und wieder an Land kommt".

Die Wahl zwischen 22 Methoden

Psychotherapie ist nicht gleich Psychoanalyse

Psychotherapie ist, so formuliert es das Internet-Lexikon Wikipedia, „die systematische Anwendung psychologischer, d.h. wissenschaftlich fundierter Methoden verbaler und nonverbaler Kommunikation". Wie sieht nun die Arbeit der Psychotherapeuten konkret aus? Wieder einmal gibt es keine einfache Antwort. Nicht nur, dass Psychiater und Psychotherapeuten unterschiedliche Ansätze verfolgen, auch die Psychotherapie gliedert sich in ganz verschiedene Schulen und Methoden.

In Österreich ist ein sehr viel weiteres Spektrum an Methoden zugelassen als etwa in Deutschland – der Patient kann aktuell zwischen 22 verschiedenen Behandlungsweisen wählen. Diese Vielzahl resultiert aus Spezialisierungen, Weiterentwicklungen und Abspaltungen einzelner Verfahren.

Wo die Unterschiede liegen, wollen wir hier nicht im Detail ausführen. Nur so viel: Sigmund Freud hat Anfang des vorigen Jahrhunderts

Wer macht was? Die verschiedenen Psy-Berufe im Überblick

Der **Psychiater** ist der Facharzt für Psychiatrie, spezialisiert auf Diagnose, Behandlung, Prävention und Rehabilitation schwerer psychischer Erkrankungen. Er setzt auf medikamentöse Behandlung, aber nicht nur, denn viele Psychiater haben auch eine psychotherapeutische Ausbildung (seit 1.2.2007 für angehende Psychiater vorgeschrieben).
Der **Psychotherapeut** behandelt Menschen mit geistig-seelischen, körperlichen und psychosomatischen Krankheiten, allerdings nicht mit Medikamenten, denn zu deren Verschreibung ist er nicht berechtigt – es sei denn, er ist auch Arzt. Psychotherapie wird fälschlicherweise oft mit Psychoanalyse gleichgesetzt, dabei ist das nur eines von mehreren Verfahren, die für die Behandlung anerkannt sind. Die Ausbildung zum Psychotherapeuten ist in Europa von Land zu Land unterschiedlich geregelt. In Österreich ist nach dem 1991 erlassenen Psychotherapiegesetz eine mehrjährige Ausbildung notwendig, die eine Grundausbildung („Psychotherapeutisches Propädeutikum") und ein „Psychotherapeutisches Fachspezifikum" umfasst. Bei „Störungen mit Krankheitswert" kommt die Krankenkasse für die Kosten der psychotherapeutischen Behandlung auf – nicht jedoch beispielsweise bei Beziehungsproblemen. Ein Verzeichnis aller in Österreich anerkannten Psychotherapeuten findet sich auf der Internetseite der Österreichischen Bundesverbands für Psychotherapie: www.oebvp.at.
Der **Neurologe** ist der Facharzt für Nervenerkrankungen, er ist jedoch üblicherweise kein Spezialist für Depressionen. Seine typischen Einsatzgebiete sind der Schlaganfall und die Parkinson'sche Krankheit.
Der **Psychologe** befasst sich mit dem Erleben und Verhalten des Menschen. Sofern er keine zusätzliche psychotherapeutische Ausbildung hat, ist er zur Behandlung von Depressionen nicht berechtigt.

mit seinem Konzept der **Psychoanalyse** die Psychotherapie begründet: Er sieht die Ursache innerer Konflikte vor allem in frühkindlichen Erfahrungen. In der psychoanalytischen Arbeit geht es darum, diese oft unbewussten Erfahrungen aufzuarbeiten und ins Bewusstsein zu heben. Ein Prozess, der sich über Jahre erstrecken kann. Der Patient liegt klassischerweise auf der Couch und lässt seinen Assoziationen freien Lauf. Ziel ist, dass der Patient sich selbst besser verstehen lernt und in der Folge seine Probleme in den Griff bekommt.

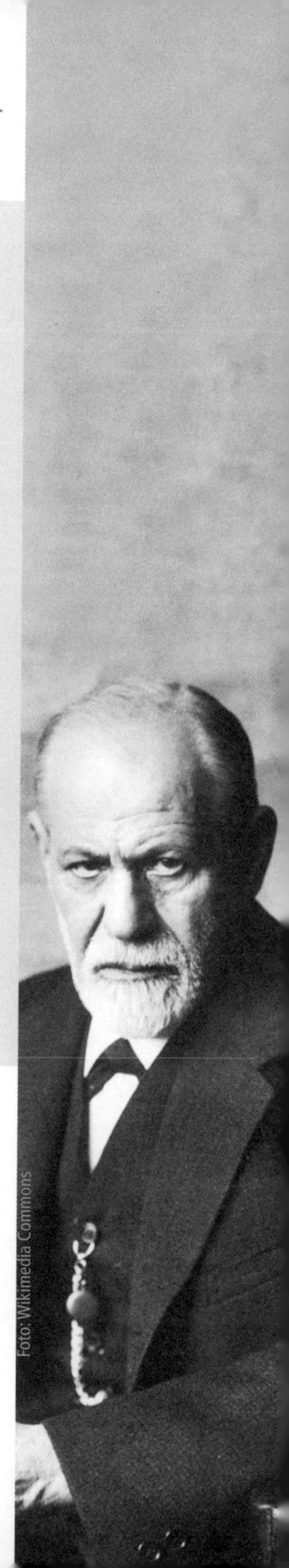
Foto: Wikimedia Commons

Ziele kognitiver Therapie bei Depressionen

Bereiche	Ziele
Hinwendung zur Welt	▷ Gefühl der Zugehörigkeit neu entdecken ▷ als Ort der potenziellen Befriedigung eigener Bedürfnisse wahrnehmen ▷ negative Aspekte als potenziell beeinflussbar oder als zumutbar wahrnehmen
Sicht auf die Vergangenheit und auf die Zukunft	▷ das Selbst als Ergebnis einer Lebensgeschichte, aber mit Entwicklungsmöglichkeiten erleben ▷ Alles, was in der Vergangenheit gelernt wurde, darf hinterfragt werden, es ist neu zu prüfen und an die heutigen Gegebenheiten anzupasssen ▷ die Zukunft als weniger bedrohlich wahrnehmen, Ereignisse gelassener auf sich zukommen lassen ▷ die Zukunft nicht als Sackgasse, sondern als Möglichkeit zur Entfaltung eigener Ressourcen sehen
Umgang mit dem Selbst	▷ das Selbst als entschuldbar sehen (als menschlich nicht perfekt), dadurch ist ein In-Schutz-Nehmen bei Misserfolgen und bei Kränkungen erlaubt ▷ das Selbst ist mit positiven Attributen versehen, negative Züge können relativiert und kompensiert werden ▷ das Selbst ist an eigenen Bedürfnissen orientiert, handlungsbezogen und auf die Zukunft gerichtet

Hofmann B, Hoffmann N (Hrsg)(2000) Psychotherapie der Depression

Die spezifische Sichtweise des Patienten korrigieren

Einen ganz anderen Weg gehen Vertreter der **kognitiven Therapie (Verhaltenstherapie)**: In den Therapiesitzungen wird nicht so sehr die Vergangenheit des Patienten aufgearbeitet, es geht vielmehr um das Hier und Jetzt. Wo liegen die Probleme und was kann dagegen gemacht werden? Der Patient schildert, was ihn bedrückt, wie sich seine Krankheit äußert, und der Therapeut gibt Aufklärung und Tipps, was unternommen werden kann. Im Unterschied zur Psychoanalyse präsentiert sich die kognitive Therapie sehr viel pragmatischer, auch sehr viel kürzer. Sie geht davon aus, dass es in erster Linie die spezifische Sichtweise des Patienten ist, die ihn alles schwarz sehen lässt.

Ziel der Therapie ist also, dem Patienten die Augen zu öffnen für sein selbstentwertendes Kognitionsmuster und im nächsten Schritt seine pessimistische Weltsicht zu einer optimistischeren zu wenden. „Es geht darum, ... den negativen Beurteilungen in des Patienten Informationsverarbeitung gegenzusteuern durch eine systematische Gegenüberstellung dieser ‚automatischen Gedanken' mit der Realität", schreibt Raymond Battegay (1991), bis zu seiner Emeritierung 1997 Ordinarius für Psychiatrie an der Universität Basel.

Zunächst werden also die Gedanken, Gefühle und Einstellungen des Patienten (kurz: seine Kognition) auf ihren Realitätsgehalt überprüft. Stimmt es wirklich, dass alle Leute ihn verachten? Natürlich nicht, er hat auch liebe Freunde, nur übersieht er das mit dem für seine Krankheit typischen Tunnelblick. Im Folgenden geht es darum, diesen Blick zu weiten, „schlechte" Gedanken durch „gute" zu ersetzen, und das geschieht in der Regel über Gespräche, Gedankenarbeit, Rollenspiele und Entspannungsübungen. Er bekommt auch Sätze zu schreiben wie „Das Urteil der anderen ist gleichgültig" oder „Ich habe das Recht, so zu leben, wie ich es wünsche".

Die Verhaltenstherapie wird gerne kombiniert mit der sogenannten **interpersonellen Therapie**, einem Verfahren, das relativ jung ist und speziell für depressive Erkrankungen entwickelt wurde. Sie geht von der Annahme aus, dass sich in der Depression vor allem ein Defizit im zwischenmenschlichen Umgang zeigt oder allgemeiner formuliert: ein Versagen in der Anpassung an die Umwelt. Diese Kurzzeittherapie befasst sich vor allem mit der aktuellen Familiensituation des Kranken und gibt ihm Rat und Ermutigung. Ziel ist, den Umgang mit anderen Menschen wieder zu verbessern.

Den Umgang mit anderen Menschen einüben

Oder liegt die Ursache der Depression im innerfamiliären Beziehungsgefüge? Und gehört die also aufgeschlüsselt? Diesen Ansatz verfolgt die **Systemische Therapie**.

Anhand der folgenden Tabelle (► Seite 100) können Sie sich einen Überblick über die verschiedenen Methoden verschaffen: Mal gehen sie mehr in Richtung Analyse, mal mehr in Richtung Körperarbeit – die mit „ja" gekennzeichneten Verfahren sind in Österreich anerkannt.

Einst waren sie Weggefährten, Sigmund Freud und Carl Gustav Jung. Dann entfernte sich Jung von seinem Lehrvater und damit auch von seinen psychoanalytischen Wurzeln und entwickelte seine eigene Lehre von der psychischen Energie. Freud und Jung stehen heute für ganz unterschiedliche Konzepte – aber ein Modell hat nicht etwa im Laufe der Zeit

Methoden im Überblick

Richtung	Methode	Gründer	Österreich
Analytisch	Psychoanalyse	Sigmund Freud	ja
	Individualpsychologie	Alfred Adler	ja
	Analytische Psychologie	C. G. Jung	ja
	Gruppenpsychoanalyse	Pratt, Burrow, Schilder	ja
Tiefen-psychologisch	Autogene Psychotherapie	J. H. Schultz	ja
	Daseinsanalyse	Ludwig Binswanger	ja
	Dynamische Gruppenpsychotherapie	Raoul Schindler	ja
	Hypnosepsychotherapie	Milton Erickson	ja
	Katathym-Imaginative Psychotherapie	Hanscarl Leuner	ja
	Konzentrative Bewegungstherapie	Gindler, Stolze, Cserny	ja
	Transaktionsanalyse	Eric Berne	ja
Humanistisch	Existenzanalyse und Logotherapie	Viktor Frankl	ja
	Gestalttherapie	Perls, Perls, Goodman	ja
	Gesprächspsychotherapie	Carl R. Rogers	ja
	Psychodrama	Jakob L. Moreno	ja
Behavioristisch	Verhaltenstherapie	Kanfer, Lazarus, Ellis u.a.	ja
Systemisch	Systemische Therapie	Satir, Haley, Jackson u.a.	ja
Kombinatorisch	Integrative Therapie	Hilarion Petzold	ja
	Neuro-Linguistische Psychotherapie	Peter Schütz	ja
Körperorientiert	Bioenergetische Analyse	W. Reich, A. Lowen	nein
	Biosynthese	David Boadella	nein
	Körperpsychotherapie	Verschiedene Schulen	nein
Kunstorientiert	Kunst- und ausdrucksorientierte Therapien	Verschiedene Schulen	nein

das andere verdrängt, nein, beide sind etabliert und werden mit Erfolg angewandt. Wir führen dieses Beispiel an, um einmal mehr zu betonen, dass offensichtlich auch verschiedene, ja konträre Wege zum Ziel führen können.

Das Arzt-Patienten-Verhältnis: der Schlüssel zum Erfolg?

Vielleicht werden die einzelnen Methoden ohnehin in ihrer Bedeutung überbewertet, vielleicht ist vor allem wichtig, dass der Patient sich bei seinem Therapeuten gut aufgehoben fühlt. Schließlich geht es in der therapeutischen Arbeit auch um intimste Belange, und wenn keine Vertrauensbasis gegeben ist, können die nicht ausgesprochen werden. „Das Gespräch ist Heilfaktor, weil es die Existenz des Menschen miteinbezieht", schreibt der Psychoanalytiker Gion Condrau (1975). „Der Arzt kann wohl Organe behandeln; niemals kann er sich mit einem Organ besprechen. Die Sprache richtet sich immer an den Menschen in seiner Ganzheit."

Früher sprach man selbstverständlich von der „Kunst des Heilens". Die Betonung liegt auf „Kunst". Der Behandler war mehr als ein einfacher Ingenieur. Er musste sich einfühlen und dem Patienten Mut machen können. Fertigkeiten, die in der heutigen Zeit zunehmend in Vergessenheit geraten, dabei mag es sich bei ihnen gerade um die wichtigsten handeln. „Es ist diese menschliche Teilnahme, die es diesen Menschen erleichtert, jenes ihrer narzisstischen Leere entspringende Verlassenheitserleben, jene Trennungsangst ... zu überwinden, die in der Psychodynamik einer jeden Depression, wie auch immer sie herbeigeführt sein möge, mitenthalten ist ... Der depressiv Kranke muss zuerst überzeugt sein, dass der Arzt unverrückbar bereit ist, mit ihm in die Hölle der Depression zu steigen, ohne sich darin zu verlieren", schreibt Battegay (1991).

Zwischen Arzt und Patient muss die „Chemie" stimmen

Es gilt also, einen „guten" Psychotherapeuten zu finden. Wie gelingt einem das? Das Gesundheitsministerium und der Bundesverband für Psychotherapie verfügen über Listen der hierzulande anerkannten Psychotherapeuten. Eine große Hilfe ist es auch, wenn Freunde oder Bekannte einen Therapeuten empfehlen können. Rufen Sie dort an und fragen Sie nach einem Termin für ein Erstgespräch. Manche mögen keine Zeit haben, andere im Augenblick keinen Platz für eine Psychotherapie auf Krankenschein – die ist nämlich per Gesetz zwar möglich, allerdings sind die freien Plätze kontingentiert.

Unter Umständen müssen Sie sich also auf eine längere Wartezeit und Suche einstellen. Das Erstgespräch dient vor allem dazu, auszuloten, ob Sie und Ihr Therapeut „miteinander können". Ob die „persönliche

Passung" stimmt, wie es in der Fachsprache heißt. Und die ist besonders wichtig, vielleicht die wichtigste Voraussetzung überhaupt für den Erfolg.

Folgende Fragen können bei der Beurteilung Ihres Therapeuten helfen:

- Wie haben Sie sich während des Gesprächs gefühlt? Als ein gleichberechtigter Partner im Therapieprozess?
- Konnten Sie ausführlich über Ihre Schwierigkeiten sprechen?
- Haben Sie bei Ihrem Therapeuten Interesse gespürt oder fühlten Sie sich routinemäßig behandelt?
- Kommt Ihnen Ihr Therapeut dogmatisch vor in dem Sinn, dass er nicht Ihren Einzelfall betrachtet, sondern eine bestimmte Strategie verfolgt?
- Versucht Ihr Therapeut mit Wissen zu beeindrucken und lässt er seine Macht spüren?
- Wurde eine Vereinbarung über Ziele und Art der Zielerreichung getroffen? (nicht üblich bei einer Psychoanalyse)
- Haben Sie sich nach der Sitzung hoffnungsvoller gefühlt?

Fällt Ihre Beurteilung eher negativ aus, so scheuen Sie sich nicht, das offen zu sagen und sich nach einem anderen Therapeuten umzuschauen. Es sind schließlich Wochen, Monate, vielleicht auch Jahre, die der Therapieprozess dauern kann.

Psychotherapie und Pharmakotherapie gehen wie erwähnt oft Hand in Hand. Für schwere Depressionen erachten manche eine Psychotherapie als ungeeignet – ihrer Ansicht nach sollten diese primär medikamentös behandelt werden.

Auch die Psychotherapie kann Nebenwirkungen haben

Die Psychotherapie gilt, gerade im Vergleich zur Pharmakotherapie, gemeinhin als der sanfte Weg. Doch Nebenwirkungen sind auch hier nicht ausgeschlossen. Angefangen damit, dass der Patient möglicherweise zu der Überzeugung gelangt, sich unbedingt von seiner Frau trennen zu müssen; bis dahin, dass er die Welt gar nicht mehr anders als durch eine Art Psycho-Brille betrachten kann – wie unter Zwang analysiert und bewertet er alles, und darüber verliert er alle Spontaneität.

Homöopathie, Akupunktur, Öldispersionsbäder, Tanztherapie, transkranielle Magnetstimulation, Vagus-Nerv-Stimulation – unzählige weitere Behandlungsformen gegen die Depression wären noch vorzustellen, aber dazu fehlt der Platz. Unsere Auflistung erhebt keinen Anspruch auf Vollständigkeit. Hier nur noch kurz zu einigen Methoden, die sehr oft zum Einsatz kommen.

Wach- und Lichttherapie

Zur Kategorie der eher sanften Therapien zählt die sogenannte Wachtherapie, die vorzugsweise in stationärer Behandlung angewandt wird: Dem Depressionskranken wird bewusst Schlaf entzogen, und zwar in der zweiten Nachthälfte, ab etwa 1:30 Uhr. Die Nacht wird quasi zum Tag gemacht.

Dieser Eingriff in die zirkadiane Rhythmik ist überraschend erfolgreich, wie schon der Schriftsteller und Theologe Heinrich Hansjakob Ende des 19. Jahrhunderts feststellte: „Am Morgen wachte ich auf und mit mir meine Schwermut. Und schon heute zeigte sich die spätere Regel, dass auf eine gute Nacht ein schlechter Tag folgte und umgekehrt. Solch ein närrisches Spiel treiben mit uns kranke Nerven …"

Doch leider hält die heilsame Wirkung nur für kurze Zeit an, weswegen die Therapie in regelmäßigen Abständen wiederholt werden muss. Auch hier weiß man nicht, wie die Wirkung eigentlich zustande kommt, ihre Effektivität ist dagegen gesichert. Siegfried Kasper (2002): „Der therapeutische Schlafentzug wird vorwiegend in deutschsprachigen Ländern durchgeführt und hat kaum Eingang in den angloamerikanischen Raum, jedoch auch nicht in europäische Nachbarländer, gefunden. Dies mag damit zusammenhängen, dass es sich um eine paradoxe Therapiemethode handelt." Paradox deswegen, da bei Krankheit ja gemeinhin Schlaf empfohlen wird. Hier ist es genau umgekehrt: Sobald die Patienten wieder ausschlafen, ist die Depression erneut da.

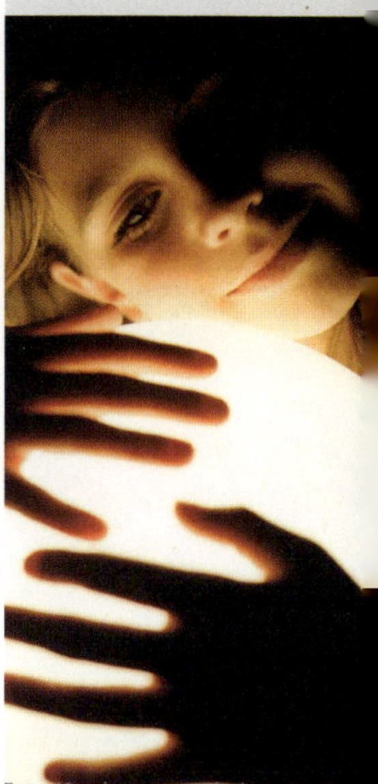
Foto: iStock_caracterdesign

Mit Licht das Gemüt aufhellen

Auch Licht hilft. Ungefähr jeder 50. Mensch fällt in der dunklen Jahreszeit, vom Spätherbst bis ins Frühjahr, in eine Winterdepression, die Saisonabhängige Depression (SAD). Die Ursache liegt vermutlich in einem Lichtmangel. In diesem Fall helfen Lichttherapien recht verlässlich, sei es durch helle Kunstlichtlampen, den täglichen Gang nach draußen, einen Schiurlaub oder einen Kuraufenthalt im Süden.

Vorschläge für eine Schlafentzugsbehandlung

Stationär oder ambulant?	Patient sollte den SE nicht alleine durchführen. Am besten sollte der Effekt stationär im Beisein einer Nachtwache kennengelernt werden. Kann dann später evtl. zu Hause, z.B. gemeinsam mit einem Angehörigen, durchgeführt werden.
Aufklärung des Patienten	Sollte als „physiologische" Maßnahme neben anderen Therapien dargestellt werden. Keine zu großen Erwartungen wecken.
Tätigkeit während des SE	Patient kann allen ihm möglichen und sinnvollen Tätigkeiten nachgehen. Auch körperliche Betätigung, wie z.B. Gymnastik oder ein Spaziergang, ist möglich.
Einschlafen während des SE	Der Patient sollte genau aufgeklärt werden, dass er am Tag nach der durchwachten Nacht nicht schlafen soll.
Schlafen am Tag vor und nach dem SE	Den Tag vor und nach dem SE soll der Patient in üblicher Weise verbringen. Kein „Vor- oder Nachschlafen". Der Patient soll am Tag nach dem SE zu einer für ihn üblichen Zeit schlafen gehen.
Wiederholung des SE	Der SE kann bei noch nicht ausreichend behandelter depressiver Symptomatik 1- bis 2-mal pro Woche wiederholt werden.
Verschlechterung am 2. Tag nach dem SE	Darüber muss mit dem Patienten am besten an diesem Tag gesprochen werden. Häufig kann eine auch nur kurzfristig sich einstellende positive Erfahrung der Besserung für den Arzt psychotherapeutisch nutzvoll sein.
Psychopharmaka während des SE	Der Patient kann die Medikamente wie gewohnt weiter nehmen. Ein sedierendes Psychopharmakon am Abend des SE sollte jedoch weggelassen werden, um dem Patienten das Wachbleiben nicht unnötig zu erschweren.

SE = therapeutischer Schlafentzug
Quelle: Kasper S et al. (2002) Depression. Diagnose und Pharmakotherapie

Bewegung: aktiv gegen Depression

Bewegung verleiht den Gefühlen Flügel

Bewegung tut gut. Das ist bekannt. Dass sie auch dem Hirn guttut, ist eine jüngere Erkenntnis. Wer regelmäßig joggt, kann ein wahres „High"-Gefühl erleben. Das wussten passionierte Läufer schon immer. Nun ist auch der wissenschaftliche Nachweis gelungen, dass beim Laufen körpereigene Opioide ausgeschüttet werden, die sogenannten Endorphine, Auslöser von Glücksgefühlen.

Wann in die Klinik?

Der Alltag kann nicht mehr bewältigt werden. Die pflegenden Angehörigen sind restlos überfordert. Starke suizidale Gedanken kommen auf. Die Depression umfasst auch Wahnvorstellungen.
Das alles sind Gründe, die eine stationäre Behandlung notwendig machen können. Viele denken bei „psychiatrische Klinik" an „Klapsmühle", das löst bei ihnen Sorge, Befürchtungen und Ablehnung aus. Noch herrscht vielfach das Bild vor, dass die Patienten in stationären Einrichtungen nur „ruhig gestellt" werden. So mag es früher gewesen sein, ist es heute aber zum Glück in der Regel nicht mehr.
Viele psychiatrische Stationen haben mittlerweile Spezialabteilungen für depressiv Erkrankte. Die Patienten können sich auf den offenen Abteilungen frei bewegen, haben Ausgang, werden auch nicht mehr so bevormundet wie noch vor fünfzig Jahren. Sie werden versorgt, können sich fallen lassen – die Auszeit vom Alltag dient vor allem dazu, dass sie nachher umso besser wieder in das Alltagsleben zurückfinden.

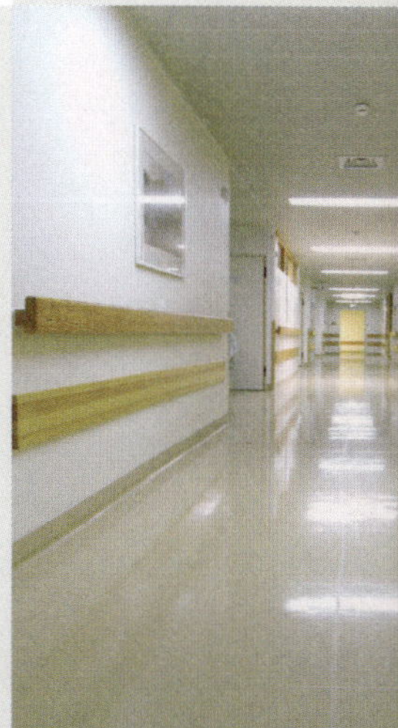

Foto: iStock_thelinke

Was bereits dem Gesunden guttut, nützt dem Kranken erst recht. Ärzte verordnen ihren depressionskranken Patienten statt Pillen immer häufiger Bewegung. Nach einem Bericht im „Spiegel" (17/2008) hat die US-Bewegungsforscherin Andrea Dunn 80 Männer und Frauen, die körperlich träge und depressiv waren, acht Wochen lang auf dem Laufband oder dem Fahrradergometer trainieren lassen. Bei sehr geringen Belastungen zeigte sich kaum ein Effekt. Doch bei den Probanden, die pro Woche 17,5 Kilokalorien pro Kilogramm Körpergewicht verbrannten (entspricht etwa einem halbstündigen flotten Spaziergang täglich) oder mehr, gingen die Symptome merklich und zum Teil völlig zurück. „Demnach wirkt Bewegung so gut wie die gängigen Medikamente, hat aber keine Nebenwirkungen", schreibt „Der Spiegel".

Das Problem ist, dass depressiv Erkrankte sich nur schwer motivieren lassen, erst recht zur Bewegungsausübung. Oft müssen sie schon eine Wegstrecke in Richtung Genesung zurückgelegt haben, damit sie sich zum regelmäßigen Joggen aufraffen können. Dabei muss es gar nicht unbedingt Joggen sein. Jede Bewegungsform kommt infrage, macht sie Spaß, umso besser. Es kann auch Gartenarbeit sein oder Holzhacken: Muskulatur und Atmung werden aktiviert, das hilft, trübe Gedanken und ständige Grübeleien zu vertreiben.

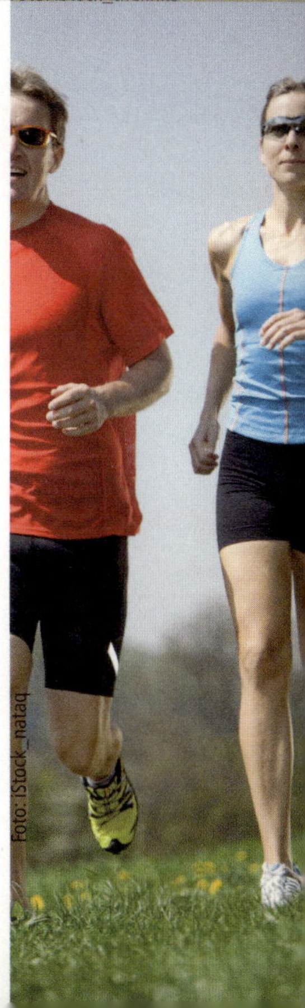

Foto: iStock_nataq

Letzter Ausweg: Elektrokrampftherapie

Und wenn das alles nichts hilft? Wenn Laufen, Pillen und psychotherapeutische Therapie zu keiner Besserung führen, auch nicht die Aufnahme in eine Klinik, die üblicherweise bei schwereren Fällen erfolgt? Dann gibt es im Grunde nur noch einen Ausweg: die Elektrokrampftherapie (EKT).

Dieses Verfahren, bis in die 1950er-Jahre Standard, hat in der Bevölkerung nicht den besten Ruf. Für viele ist es, nicht zuletzt aufgrund des berühmten Films mit Jack Nicholson „Einer flog über das Kuckucksnest", der Inbegriff einer repressiven Therapie, der Unterdrückung und Maßregelung von unliebsamen Patienten. Manche denken an Foltermethoden, und tatsächlich versetzte die Anwendung in früheren Jahren die Patienten regelrecht in Schüttelkrämpfe. Heute kommt es nur mehr zu leichten Zuckungen, denn inzwischen gehen die Ärzte sanfter vor und verabreichen auch muskelentspannende Mittel und eine Narkose.

Bei der Elektrokrampftherapie (anderes Wort: Elektrokonvulsionstherapie) wird ein Krampfanfall auf elektronischem Weg ausgelöst. Dazu bekommt der Patient Elektroden an die Schläfen gesetzt. Der Stromstoß dauert rund zehn Sekunden – der Patient erhält, verteilt über drei bis fünf Wochen, neun bis zwölf Anwendungen.

Erfolg unumstritten, Wirkmechanismus ein Rätsel

„Die Frage der Wirkungsweise der EKT ist noch immer nicht genau bekannt und muss als weitgehend ungeklärt gelten", schreibt Thomas Haenel (2008). In jedem Fall werden die hirngesteuerten Hormon- und Neurotransmittersysteme ordentlich durcheinandergeschüttelt, und das führt, wie Mediziner vermuten, zu einer Reorganisation im Nervensystem und begünstigt das Wachstum neuer Zellen. Der genaue Wirkmechanismus ist zwar unbekannt, dass das Verfahren in fast 90 Prozent der Fälle zum Erfolg führt, ist dagegen unumstritten. Plötzlich sehen die Patienten das wieder, woran sie schon gar nicht mehr zu glauben wagten: Licht und Hoffnung. Als unerwünschte Nebenwirkungen werden am häufigsten vorübergehende Merkschwächen genannt.

Das Verfahren wird unter anderem an allen österreichischen Universitätskliniken angeboten – es gilt als eine Art Notfallplan, wenn alle anderen Strategien versagt haben und die Suizidgefahr hoch ist.

Mit gezielten Stromstößen das komplexe menschliche Verhalten wieder in Gleichklang bringen: So erfolgreich diese Methode ist, es fällt uns instinktiv schwer, uns mit ihr anzufreunden. Zu groß ist die Angst vor Manipulationen, zu groß auch unser Stolz, als dass wir akzeptieren möchten, dass unsere Persönlichkeit allein von einer technischen Apparatur wieder ins Lot gebracht werden kann. Es bleibt also ein ungutes Gefühl. Die meisten Psychiater greifen darum auch erst dann zu dieser Methode, wenn sie keinen anderen Rat mehr wissen.

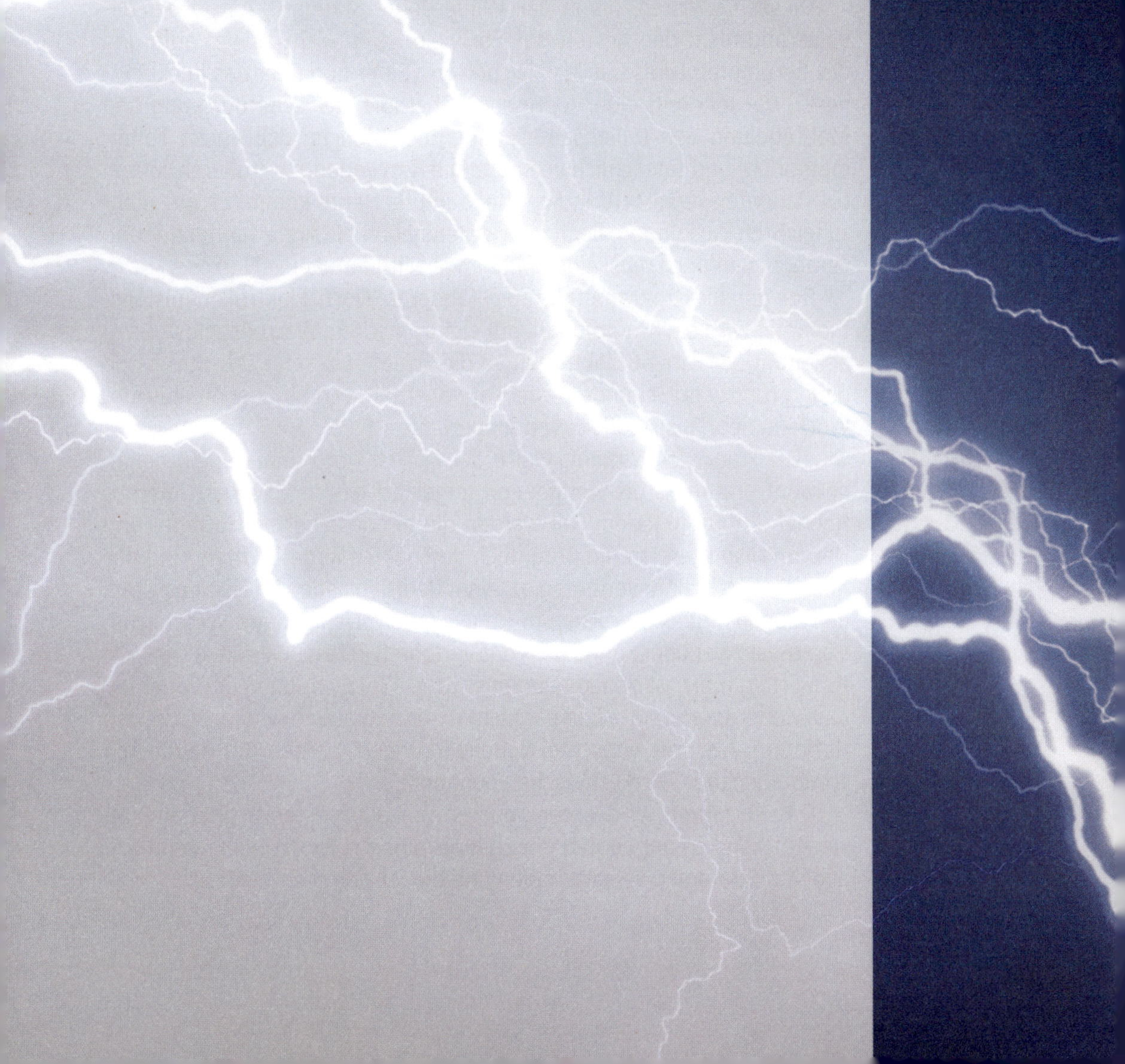

Foto: iStock_nopow

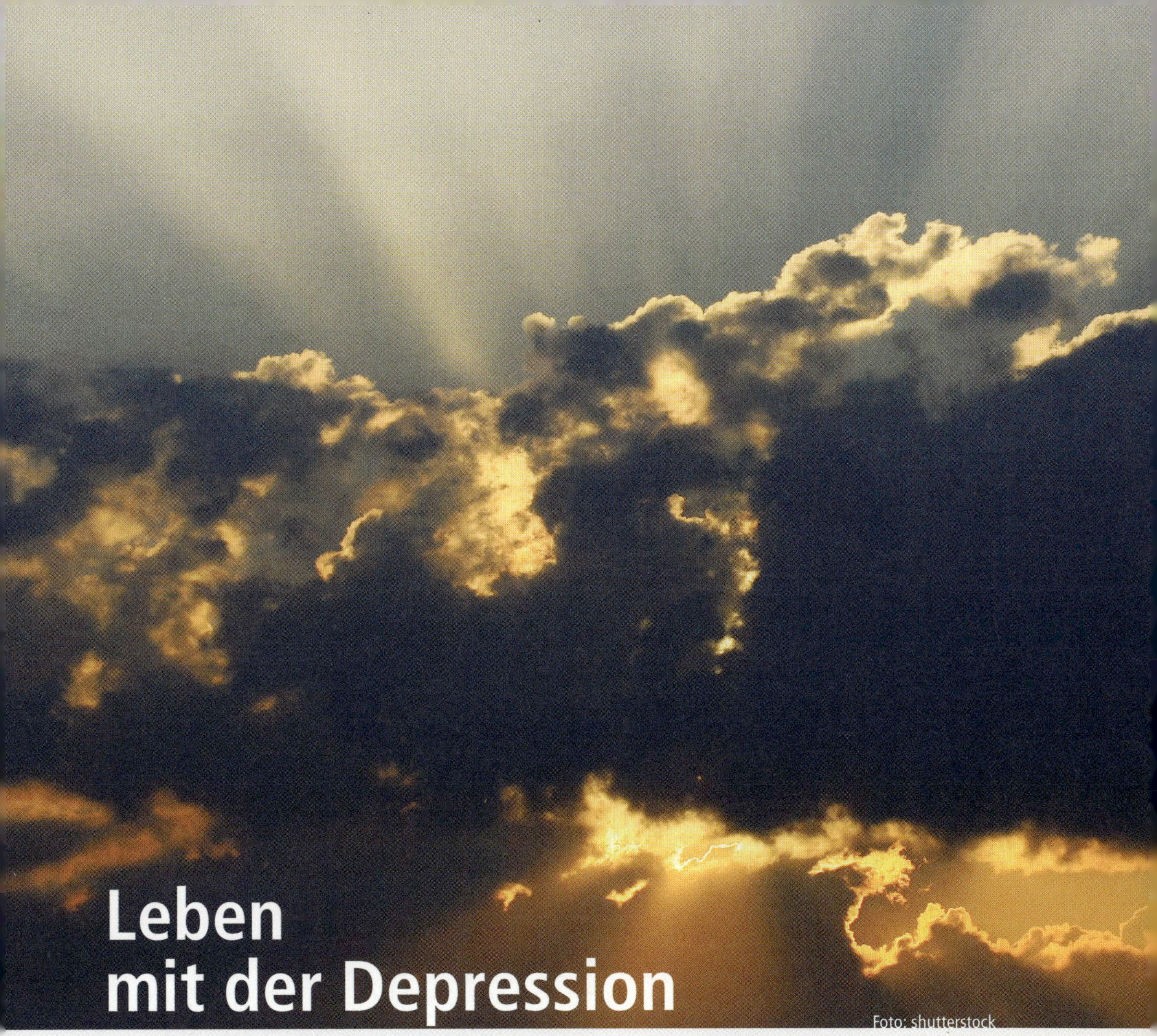

Leben mit der Depression

Foto: shutterstock

Die Begegnung mit der „Dame in Schwarz" zulassen

Vom richtigen Umgang mit Depressiven

Die Depression ist eine schreckliche, vielleicht sogar die schrecklichste Krankheit überhaupt, weil sie den Betroffenen im Innersten trifft. Plötzlich kann er sich auf sein Denken und Fühlen nicht mehr verlassen. Das Selbst ist bedroht, der Kern der eigenen Identität. Verständlich, dass diese Krankheit mit einer tiefen Verunsicherung einhergeht.

Einer Verunsicherung, die auch Familienmitglieder und Freunde empfinden. Wen sie eben möglicherweise noch als lebenslustigen Zeitgenossen erlebt haben, der ist plötzlich ganz anders: niedergeschlagen, antriebslos, lethargisch. Sie wollen ihren Augen nicht trauen. Ist das noch der gleiche Mensch?

Der Depressionskranke will ja, kann aber nicht

Freunde und Angehörige wollen helfen, wissen aber häufig nicht, wie. Viele versuchen es mit aufmunternden Worten wie „Das wird schon wieder!" oder „Kopf hoch!". Die verfehlen allerdings zuverlässig ihre Wirkung. Der Depressionskranke will ja, kann aber nicht – gerade dieses Unvermögen ist ein wesentliches Merkmal seiner Krankheit. Zu Recht

Wie sage ich es meinem Arbeitgeber?

Es geht nichts mehr. Sie leiden unter Depressionen. Daher begeben Sie sich in ärztliche Behandlung. Der Arzt schreibt Sie krank. Nun stellt sich die Frage: Wie sage ich es meinem Arbeitgeber?

Zunächst: Es besteht Ihrerseits keine Verpflichtung, dem Arbeitgeber die Diagnose mitzuteilen. Auch der Arzt unterliegt der Schweigepflicht. Wenn Sie nicht wollen, erfährt Ihr Arbeitgeber also nicht den Grund Ihrer Krankschreibung. In Zeiten wie diesen, wo Entlassungen schnell ausgesprochen werden, mag diese Vorgangsweise empfehlenswert sein.

Es kommt freilich auf den Einzelfall an. Jede Geheimhaltung kostet Energie. Wenn Sie das Bedürfnis haben, offen über Ihre Krankheit zu reden, und auch mit Entgegenkommen und Verständnis bei Ihren Kollegen rechnen können, sollten Sie das tun.

Eine Art Mittelweg ist auch möglich: Sie brauchen ja nicht unbedingt zu sagen, dass Sie unter einer Depression leiden. Wählen Sie Umschreibungen wie „depressive Erschöpfung", „seelischer Infarkt" oder „Burn-out" – die klingen besser, weil sie sich nicht nach Krankheit anhören, sondern nach sehr viel Arbeit.

schreibt Ursula Nuber (2000), dass die Aufforderung, sich zusammenzureißen, vergleichbar widersinnig sei „wie die Aufforderung an einen Diabetiker, sein Körper solle mehr Insulin produzieren".

Häufige Abfolge der Interaktion zwischen einem depressiven Menschen und seinem Partner bzw. seiner Partnerin

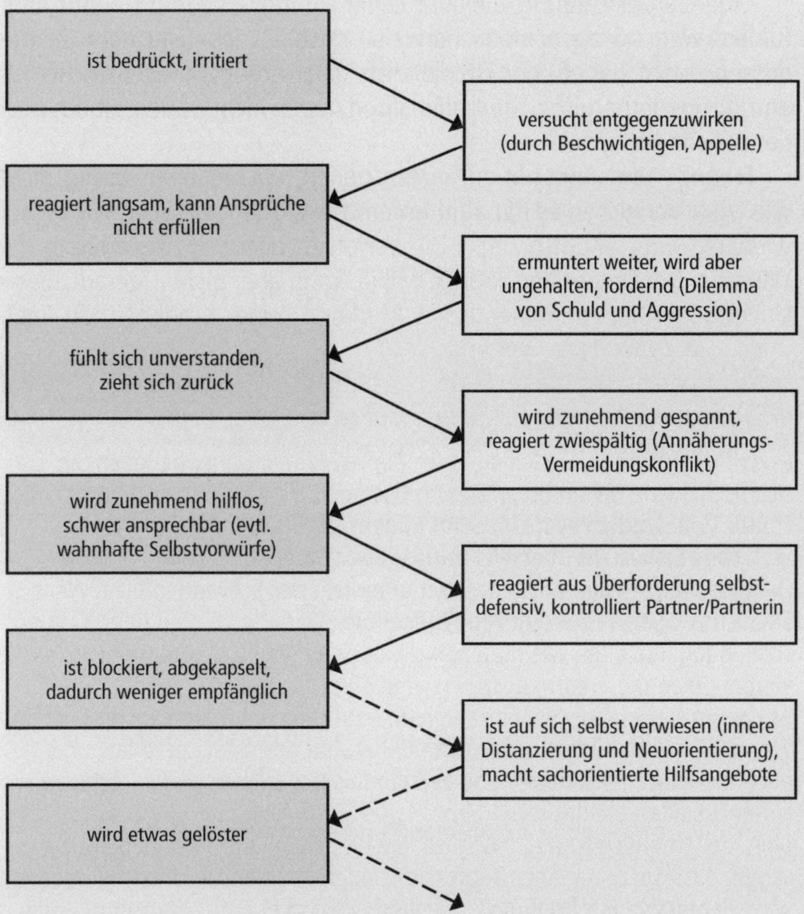

→ zunehmende Depression ⇢ abnehmende Depression
Quelle: Hell D (2007) Welchen Sinn macht Depression? Ein integrativer Ansatz

Nicht aus einer Laune heraus zeigt sich der Depressive antriebsschwach, auch nicht aus Faulheit oder Müdigkeit. Sondern weil er krank ist. Das sollten seine Mitmenschen stets im Hinterkopf haben. Und mit Verständnis und Toleranz darauf reagieren. Natürlich, der Mensch ist nicht allein ein vernunftgesteuertes Wesen, daher wird es nicht ausbleiben, dass auch Gefühle wie Wut und Verzweiflung immer wieder hochkommen, denn die Depression stellt auch für die Umwelt eine große Belastung dar.

Der Angehörige darf nicht Arzt spielen

Depressionen gehören in die Hand von Fachleuten. Freunde oder Familienangehörige sollten nicht meinen, sie selber könnten die Therapie übernehmen. Die größte Hilfe ist sicherlich, dem Kranken stets zu signalisieren, dass sie zu ihm halten und gemeinsam mit ihm durch diese schwere Phase gehen wollen.

Der Psychiater Manfred Wolfersdorf (1992) hat zusammengefasst, was Angehörige tun sollten und was nicht.

Falsch ist

- eine therapeutische Haltung
- den Depressiven übermäßig zu umsorgen und einzuengen
- ihm auf die Schulter zu klopfen und zu sagen: „Es wird schon wieder"
- aggressiv und ablehnend zu reagieren
- mit dem Depressiven zu streiten, wer denn nun recht habe
- sich selbst zu überfordern und zu überschätzen
- dem Depressiven allzu viel Optimismus vorzuspielen, oder umgekehrt in Hoffnungslosigkeit zu verfallen
- sich von dem depressiven Denken und den Stimmungen des Kranken anstecken und herabziehen zu lassen

Richtig ist

Den Kontakt mit dem Kranken pflegen

- sich nach Möglichkeit einfühlend und verständnisvoll zu verhalten
- dem Depressiven – wie einem körperlich Kranken – Zuwendung zu geben
- Nähe herzustellen, aber auch genügend Distanz zu halten

- Geduld mit sich selbst und dem Kranken zu haben
- Hilfe in Anspruch zu nehmen und auch zu akzeptieren
- keine falschen Gefühle vorzuspielen; eigene Aggressionen und Enttäuschungen zu erkennen, zuzulassen, aber nicht auszuleben
- den Depressiven zu (gemeinsamen) Aktivitäten aufzufordern, ihn aber nicht zu über- oder unterfordern
- den Tag gemeinsam mit dem Depressiven einzuteilen und zu planen

Achtung, Suizidrisiko!

Bei keiner anderen Krankheit ist das Suizidrisiko so hoch wie bei einer Depression. Jedes Jahr nehmen sich weltweit eine Million Menschen das Leben, das sind mehr Tote, als der Autoverkehr fordert. (Die Zahl derjenigen, die versuchen, aus dem Leben zu scheiden, wird auf 20 Millionen geschätzt.) Nun sind nicht alle Selbsttötungen auf depressive Verstimmungen zurückzuführen, wohl aber der größte Teil. Aus diesem Grund sind Freunde und Angehörige einmal mehr gefordert, aufmerksam zu sein.

Auf philosophischer Ebene kann man angeregte Diskurse über den Suizid führen, das fängt schon bei der Frage an, welcher der vielen Begriffe zu favorisieren ist. Manche sprechen vom „Freitod" – dieses Wort impliziert so etwas wie freie Entscheidung; andere vom „Selbstmord" – hier schwingt eine moralische Kategorie mit, denn Mord ist ein Verbrechen. Am neutralsten ist das Wort „Suizid". Den schwer Depressiven berühren solche Diskussionen herzlich wenig. Ihm geht es allein darum, seinem unerträglichen Leid ein Ende zu setzen. Vielleicht möchte er gar nicht sterben, aber nicht mehr so weiterleben wie bisher, mit den fürchterlichen Qualen und der absoluten Hoffnungs- und Hilflosigkeit.

Der Kranke möchte nicht unbedingt sterben – aber auch nicht so weiterleben wie bisher

„Ich sehne den Tod herbei, er erscheint mir als die einzige Lösung, die Er-Lösung. Der Tod, er ist kein höhnisch lachender Sensenmann. In unendlicher Sanftheit wird er mich einhüllen, mich bergen … Ich bin so unendlich müde, todmüde, das Leben hat mich erschöpft, es verlangt ein Zuviel an Leid, Schmerz, Angst und Bedrohung", so beschreibt Rahel Beglinger (1990) die Situation, die sie zu ihrem Selbstmordversuch getrieben hat.

Männer begehen häufiger Suizid als Frauen. Wie kommt es zu diesem finalen Schritt? Welche Dynamik steckt dahinter?

Die entscheidenden Schritte zum Suizid

Vor etwa 50 Jahren hat Erwin Ringel in Wien das präsuizidale Syndrom beschrieben. Es besteht seiner Ansicht nach aus drei Elementen oder Bausteinen:

- Der Einengung: Der Blickwinkel des Betroffenen ist hoffnungslos eingeengt. Was ihm früher Freude gemacht hat, ist ihm nun gleichgültig. Seine Gefühle bewegen sich in eine einzige Richtung, in Richtung Verzweiflung, Hoffnungslosigkeit – und Selbstzerstörung.

- Der gehemmten, gegen die eigene Person gerichteten Aggression: Der Betroffene hat, bildlich gesprochen, bisher alles in sich hineingefressen bzw. alles geschluckt. Da ist mit der Zeit einiges zusammengekommen, und das staut sich nun in seinem Inneren. Der Druck muss abgelassen werden. Die Aggression richtet sich allerdings nicht gegen andere, sondern gegen die eigene Person. Es kommt zu einer Explosion nach innen, einer Implosion.

- Den Suizidphantasien: Am Anfang ist der Gedanke: Wie schön wäre es doch, einfach tot zu sein. Im nächsten Schritt stellt der Betreffende Überlegungen an, wie das bewerkstelligt werden könnte. Er erwägt bestimmte Suizidmethoden und fasst unter Umständen einen bestimmten Termin ins Auge. In dieser Phase erscheint er oft ruhig und abgeklärt, sodass die Umgebung das Gefühl hat, seine Depression habe sich gebessert. Dabei ist er sich nun seines letzten Schrittes ganz sicher.

Das präsuizidale Syndrom kann innerhalb von Stunden oder auch Wochen oder Monaten durchschritten werden.

Über den Suizid von Depressiven halten sich hartnäckig einige falsche Vorstellungen. Ursula Nuber (2000) fasst sie zusammen (siehe folgende Tabelle ► Seite 115).

Falsch	Richtig
Wer vom Selbstmord redet, wird ihn nicht begehen.	Acht von zehn Selbstmördern haben vorher unmissverständlich über ihre Absichten gesprochen.
Selbstmord geschieht ohne Vorzeichen.	Menschen, die sich selbst töten wollen, geben vorher deutliche Signale.
Wer sich selbst töten will, will auf keinen Fall mehr leben.	Der Selbsttötungsversuch ist meist ein Hilferuf an die Mitmenschen. Er soll zeigen: Ich will zwar leben, aber nicht so.
Wenn sich nach einer Selbstmordkrise eine Besserung zeigt, dann gibt es keine Gefahr mehr.	Die meisten Selbstmorde geschehen in den drei Monaten nach beginnender „Besserung", wenn ein Mensch die Energie gewonnen hat, den Selbstmord auszuführen. Das ist auch manchmal der Fall, wenn ein Depressiver mithilfe von Medikamenten aus seiner völligen Erstarrung herausgeholt wird. Vor der Behandlung hätte er nicht die Kraft und Energie gehabt, sich selbst zu töten.

Ein Selbsttötungsversuch ist meist ein Hilferuf an die Mitmenschen

Wann ist ein Depressionskranker wieder gesund?

Wer bereits einen Suizidversuch unternommen hat, bleibt latent suizidgefährdet. Und wer einmal eine Depression durchgemacht hat, unterliegt gegenüber der Normalbevölkerung einem erhöhten Risiko, immer wieder depressive Phasen zu erleiden.

Eine Therapie führt normalerweise nicht zu einer vollständigen Heilung. Das muss der Patient wissen, um sich keine falschen Hoffnungen zu machen. Manche Ärzte zählen die Depression sogar zu den chronischen Krankheiten. Sieht es mit einer Gesundung also schlecht aus?

Besinnen wir uns noch einmal darauf, was unter dem Begriff Gesundheit zu verstehen ist (► Seite 13). Die Weltgesundheitsorganisation (WHO) definierte diesen Zustand 1948 als „vollkommenes körperliches, geistiges und soziales Wohlbefinden". Diese Definition ist insofern zu begrüßen, als hier Gesundheit nicht einfach als das Gegenteil von Krankheit verstanden wird und geistiges und soziales Wohlbefinden als integrale und unabdingbare Kriterien gelten. Wer kein körperliches Gebrechen hat, aber am Hungertuch nagt, ist demnach nicht gesund. Anzumerken ist, dass die WHO eine Art Idealzustand proklamiert, der kaum zu erreichen ist. Leiden wir nicht alle mehr oder minder häufig an Zahnschmerzen, Kopfweh, Angst oder Langeweile? Von „vollkommenem Wohlbefinden" also keine Spur – demnach wären wir alle krank.

Gesundheit darf nicht mit „vollkommenem Wohlbefinden" gleichgesetzt werden

Während die WHO also Gesundheit als statischen Zustand festlegt, ist sie wohl eher als ein dynamischer Prozess zu verstehen, mit guten und schlechten Phasen, die sich abwechseln.

Interessant ist, was der Münchner Autor und Psychoanalytiker (und Vater des Begriffs „Helfersyndrom") Wolfgang Schmidbauer (1982) schreibt: „Das Gefühl, gesund zu sein, stellt sich ein, wo ein Mensch fähig ist, mit seinen inneren Zuständen und äußeren Anforderungen fertig zu werden. Das heißt nicht, immer glücklich und zufrieden zu sein, sondern den zyklischen Wechsel von Lust und Unlust ertragen zu können."

Krank und gesund

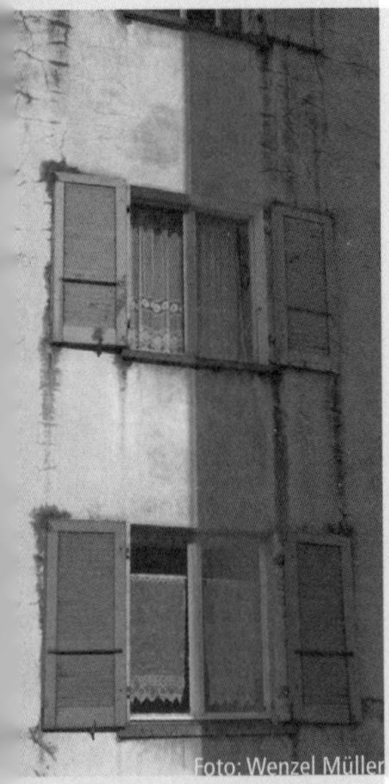
Foto: Wenzel Müller

„Während nach der Denkweise der Logik ‚gesund' und ‚krank' zwei verschiedene Zustände sind, die einem Entweder-Oder unterliegen, können wir sie in einer dialektischen Denkweise als gemeinsame Zustände betrachten, die nicht statisch beschrieben werden können; der gesunde Mensch ist dann deshalb krank, weil er sich selbst ständig heilt. Der kranke Mensch ist dann durch einen Widerspruch zu charakterisieren: Wie jeder Mensch kann er sich nur selber heilen, weil er aber krank ist, kann er sich nicht mehr selber heilen. Dies ist aber nicht Spitzfindigkeit des Denkens, sondern es führt zu einer grundsätzlich anderen Einstellung dem Kranken gegenüber: Der Arzt ist dann nicht mehr dazu da, den Kranken zu heilen, sondern er muss dem Kranken helfen, sich selbst zu heilen. Ich glaube, dass damit in aller Kürze die Grundeinstellung etwa einer chemischen Therapie und vieler Naturheilverfahren (ich denke in erster Linie an Homöopathie, aber auch Akupunktur usw.) einander deutlich gegenübergestellt sind."

Aus: Pietschmann (1994) Die Spitze des Eisbergs. Von dem Verhältnis zwischen Realität und Wirklichkeit

Diese Umschreibung überzeugt schon eher. Gesund ist demzufolge, wer über ausreichende Kräfte verfügt, um Lasten zu schultern und Leid zu ertragen. Wer genug Spannkraft und Flexibilität besitzt, um mit äußeren und inneren Anforderungen fertig zu werden. Wer eins ist mit seinem Körper. Wer im Austausch mit seiner Umwelt lebt.

Legt man diese Definition zugrunde, so muss das Ziel für einen Depressionskranken keineswegs „völlige Wiederherstellung" heißen, wie es mancherorts propagiert wird. Dieses Versprechen ist ohnehin kaum einzuhalten: Der Mensch, der das schwere Leid der Depression erfahren hat, wird nachher nicht wieder der sein, der er vorher war. Er ist in jedem Fall um jene Erfahrungen reicher, die er durch seine Krankheit gemacht hat, so schrecklich sie auch sein mögen.

Eine Behandlung kann auch dann als erfolgreich betrachtet werden, wenn der Patient einen Weg findet, mit seinem (oft wiederkehrenden) Leiden zu leben, wenn er seine Defizite und Einschränkungen zu akzeptieren lernt – ähnlich wie der Mensch, der seit einem Unfall querschnittgelähmt ist und sich nun nur noch im Rollstuhl fortbewegen kann.

Mit morgendlichem Dauerlauf der Depression entkommen

„Ich selbst setze den Gefährdungen durch die Depression seit Jahren ein einfaches, aber für mich sehr hilfreiches Konzept entgegen: den morgendlichen Dauerlauf über eine knappe halbe Stunde oder zusätzlich immer dann eine kurze Phase körperlicher Betätigung in der Natur – gleichsam als Akutbehandlung –, wenn die Gemütsverfassung das tolerable Maß einer getrübten Stimmung zu überschreiten droht", schreibt Holger Reiners (2005), der viele Jahre unter schweren Depressionen litt. Nun macht er regelmäßig Sport – und hat sein Leiden im Griff.

Was hilft noch? Ein Tagebuch zu führen gibt manchen das Gefühl, Ordnung und Struktur in ihr Leben zu bringen. Wichtig ist eine gesunde, ausgewogene Ernährung, besonders zu empfehlen sind Lebensmittel mit einem hohen Anteil an Omega-3-Fettsäuren (fettreiche Meeresfische wie Makrele, Hering, Thunfisch oder Lachs, siehe „Konsument" 9/2008). Diese mehrfach ungesättigten Fettsäuren haben positive Auswirkungen auf das Herz-Kreislauf-System – und man nimmt an, dass sie auch vor Depressionen schützen.

Die Krankheit als Chance

Bekanntlich hat jedes Ding zwei Seiten. Findet sich auch an der Depression eine gute Seite? Warum hat die Evolution dieses Syndrom hervorgebracht?

Warum hat die Evolution die Depression hervorgebracht? Wo liegt ihr Sinn?

Schauen wir uns wieder ein Beispiel an, den Fall von Herrn L. Er ist Manager in einer Computerfirma, ein 12-Stunden-Arbeitstag war für ihn über Jahre selbstverständlich. Sein Beruf war sein Leben. Hobbys, freies Wochenende? Nicht möglich, dafür war keine Zeit! Bis eines Tages nichts mehr ging. Er klappte buchstäblich zusammen, war am Ende seiner Kräfte. Völlig erschöpft. Keine Energie mehr. Der typische Fall dessen, was heute Burn-out-Syndrom genannt wird und im Vollbild ganz einem depressiven Zustand entspricht. Zum ersten Mal in seinem Leben begab sich Herr L. in den Krankenstand und begann eine Psychotherapie. Mithilfe seines Therapeuten lernte er, seinen Beruf gelassener zu sehen, auch hin und wieder Arbeit an Kollegen abzugeben. Er gewann an Ruhe. Seinen Beruf liebt er nach wie vor, er ist für ihn aber nicht mehr das Wichtigste im Leben. Nun nimmt er sich Zeit für Familie und Hobbys. Man kann Herrn L. heute einen ausgeglichenen, vielleicht auch glücklichen Menschen nennen.

In diesem Fall kann man wohl sagen: Der Zusammenbruch hat Herrn L. davor bewahrt, mit Vollgas gegen eine Mauer zu fahren, möglicherweise sogar vor einem tödlichen Herzinfarkt.

„Depression als Lebenschance" heißt ein berühmtes Buch des New Yorker Psychiaters Frederik Flach. Wie Nossrat Peseschkian, der die „Positive Psychotherapie" entwickelt hat, sieht er das depressive Erleben nicht ausschließlich negativ, sondern auch als Möglichkeit, in seinem Leben etwas zu ändern.

Die Depression wird immer als Defizit beschrieben, als Krankheit, gegen die etwas unternommen werden muss. Sie kann aber auch als eine Art Sicherheitseinrichtung betrachtet werden, die uns davor bewahrt, uns in Sackgassen zu verrennen und Zielen nachzujagen, die schlicht unerreichbar sind. Und die uns hilft, das Leben so einzurichten, wie es unserem Naturell entspricht. Diese Ansicht vertritt Daniel Hell (2007) in seinem Buch „Welchen Sinn macht Depression?". Der Direktor der Psychiatrischen Universitätsklinik Zürich schreibt: „Es entspricht unserem modernen Machbarkeitsdenken, Depressionen ausschließlich aktiv zu bekämpfen und zu wenig darauf zu achten, inwieweit sie auch eine Botschaft vermitteln und einen leidvollen Ausweg aus einer belastenden Situation darstellen."

Die Depression als Warnsignal, um Schlimmeres zu verhindern

Sehen wir die Depression also als eine Art Warnsignal, eine Vorkehrung des Organismus, um Schlimmeres zu verhüten und uns in bedrohten sozialen Beziehungen Schutz suchen zu lassen. Als einen schmerzhaften, aber hilfreichen Versuch, Bedrohliches abzuwenden.

Schon C.G. Jung sagte (zumindest wird ihm dieses Zitat zugeschrieben): „Die Depression ist gleich einer Dame in Schwarz. Tritt sie auf, so weise sie nicht weg, sondern höre, was sie zu sagen hat."

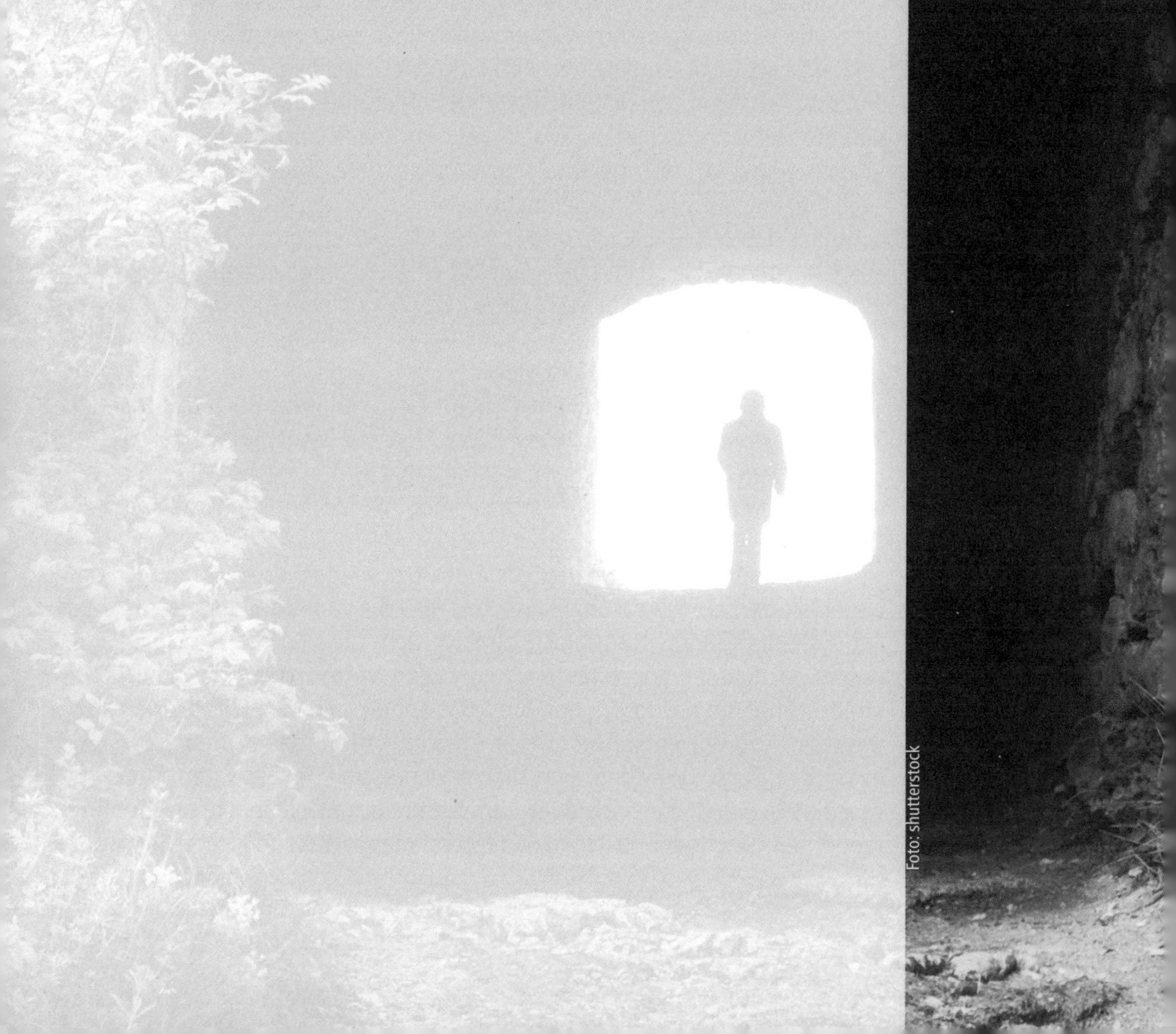

Foto: shutterstock

Service

Stimmung, Emotion, Empfindlichkeit	**Affekt**
Lehre von den Krankheitsursachen	**Ätiologie**
allgemeiner Begriff für Depression in höherem Lebensalter	**Altersdepression**
Arzneimittel aus der Gruppe der Psychopharmaka. Werden insbesondere gegen Depressionen, aber auch bei anderen Erkrankungen wie Angststörungen eingesetzt.	**Antidepressiva**
Bei der Einnahme mehrerer Medikamente gleichzeitig ist mit Wechselwirkungen wie einer Wirkungsverstärkung oder -abschwächung zu rechnen.	**Arzneimittel-Wechselwirkung**
Packungsbeilage, die das Gesetz für Medikamente vorschreibt. Informiert über Zusammensetzung des Medikaments, Nebenwirkungen und Wechselwirkungen mit anderen Arzneimitteln.	**Beipackzettel**
Geistesschwäche mit einer sich schleichend entwickelnden Wesensveränderung: Nachlassen von Gedächtnis, Intelligenz und Erlebnisfähigkeit. Später Merk- und Konzentrationsstörungen, Vergesslichkeit, Einengung des Interessenkreises.	**Demenz**
Erkennung und Benennung von Krankheiten	**Diagnose**
von „innen", aus dem Organismus heraus, aber ohne erkennbare oder nachweisbare körperliche Ursache	**endogen**
Entstehung außerhalb des Organismus	**exogen**
Schlafmittel	**Hypnotika**
Heilanzeige, d.h., Grund zur Anwendung eines bestimmten diagnostischen oder therapeutischen Verfahrens in einem Krankheitsfall.	**Indikation**
Begriff für alle Vorgänge oder Strukturen, die mit dem Erkennen zusammenhängen, wie Wahrnehmung, Erinnerung, Vorstellung usw.	**kognitiv**
Substanzen, die das Enzym Monoaminoxidase (MAO) hemmen.	**MAO-Hemmer**
Einheit aller das Nervensystem betreffenden Strukturen. Unterteilbar in Zentrales Nervensystem (ZNS = Gehirn und Rückenmark) und peripheres Nervensystem (aus Gehirn und Rückenmark austretende Nerven).	**Nervensystem**
Nervenzelle	**Neuron**
Nervenbotenstoffe, die für die Signalübertragung an Nervenzellen erforderlich sind.	**Neurotransmitter**

Pharmakotherapie Behandlung mit Arzneimitteln

Phasen-prophylaktika Stimmungsstabilisierer, die vor dem Wiederauftreten von depressiven Krankheitsschüben schützen sollen. Beispiel: Lithium

Phytopharmaka Pflanzenheilmittel

Placebo Scheinpräparat ohne tatsächlichen Wirkstoff

Psyche Seele

Psychopharmaka Arzneimittel mit Wirkung auf das Gefühlsleben. Beispiele: Antidepressiva und Tranquilizer

Psychotherapie Behandlung kranker Menschen mit psychologischen Mitteln

psychotrop auf die Psyche einwirkend bzw. psychische Prozesse beeinflussend

sedieren beruhigen

somatisch den Körper betreffend

Suizid Neutraler und deshalb in der Wissenschaft am weitesten verbreiteter Begriff für Selbstmord.

Suizidalität Suizidneigung

Synapse (synaptischer Spalt) Verbindungsstelle zwischen zwei Neuronen oder zwischen einem Neuron und einer anderen Zelle (z.B. einer Muskelzelle).

Syndrom Gruppe verschiedener körperlicher und/oder seelischer Symptome

Tranquilizer Beruhigungsmittel

Trauma starke seelische Erschütterung oder seelischer Schock

Beglinger R (1990) Depression. Pro Mente Sana, Lausanne-Weinfeld

Bastian T (2001) Krankheit auf Rezept? Die populären Irrtümer der Medizin. Rowohlt, Reinbek

Battegay R (1991) Depression – Psychophysische und soziale Dimension. Hans Huber, Bern

Blech J (2003) Die Krankheitserfinder. Wie wir zu Patienten gemacht werden. S Fischer, Frankfurt/M

Böhmer F, Füsgen I (2008) Geriatrie. Der ältere Patient mit seinen Besonderheiten. Böhlau, Wien

Condrau G (1975) Medizinische Psychologie. Kindler Taschenbücher, München

Dörner K (2008) Die Krise der heutigen Medizin (Vorwort). In: Rimpau W (Hrsg) Viktor von Weizäcker. Warum wird man krank? Suhrkamp, Frankfurt/M, S 9 ff

Ehrenberg A (2004) Das erschöpfte Selbst. Depression und Gesellschaft in der Gegenwart. Campus, Frankfurt/M

Elliott C (2003) Better than Well. American Medicine meets the American Dream. Norton, New York

Faust V (1997) Depressionsfibel. G Fischer, Stuttgart

Finzen A (2002) Warum werden unsere Patienten eigentlich wieder gesund? Psychiatrie Verlag, Bonn

Flach F (1986) Depression als Lebenschance. Rowohlt, Hamburg

Freud S (1917) Trauer und Melancholie, Gesammelte Werke. Fischer, Frankfurt/M

Gadamer HG (1993) Über die Verborgenheit der Gesundheit. Suhrkamp, Frankfurt/M

Guardini R (1996) Vom Sinn der Schwermut. Grünewald, Mainz

Haenel T (2008) Depression. Leben mit der schwarz gekleideten Dame. Spektrum Akademischer Verlag, Heidelberg

Hansjakob H (2002) Aus kranken Tagen. Nachdruck von 1894, herausgegeben von Winter W. Schauenburg, Lahr

Hegerl U, Althaus D, Reiners H (2006) Das Rätsel Depression. Eine Krankheit wird entschlüsselt. CH Beck, München

Hell D (2007) Welchen Sinn macht Depression? Ein integrativer Ansatz. Rowohlt, Reinbek

Hesse H (1977) Kleine Freuden. In: Kurze Prosa aus dem Nachlass. Suhrkamp, Frankfurt/M

Hofmann B, Hoffmann N (Hrsg) (2000) Psychotherapie der Depression G Thieme, Stuttgart New York

Hoffmann N, Schauenburg H (Hrsg) (2000) Psychotherapie der Depression. G Thieme, Stuttgart New York

Illouz E (2009) Die Errettung der modernen Seele. Therapien, Gefühle und die Kultur der Selbsthilfe. Suhrkamp, Frankfurt/M

Josuran R, Hoehne V, Hell D (1999) Mittendrin und nicht dabei. Mit Depressionen leben lernen. Haffmanns Sachbuch, Zürich

Kant I (1979) Anthropologie in pragmatischer Hinsicht. In: Weischedel W (Hrsg) Werkausgabe in zwölf Bänden, Bd XII. Suhrkamp, Frankfurt/M, S 416

Kasper S et al. (2002) Depression. Diagnose und Pharmakotherapie. G Thieme, Stuttgart New York

Kastner M, Vogt J (2001) Strukturwandel in der Arbeitswelt und individuelle Bewältigung. Pabst Science Publishers, Berlin

Kratky KW (2003) Komplementäre Medizinsysteme. Vergleich und Integration. Ibera, Wien

Kuiper P (1991) Seelenfinsternis. Die Depression eines Psychiaters. S Fischer, Frankfurt/M

Lepenies W (1969) Melancholie und Gesellschaft. Suhrkamp, Frankfurt/M

Loo H, Gallada T (2000) Depressionen. BLT, Verlagsgruppe Lübbe, Bergisch Gladbach

Manning M (1996) Am eigenen Leibe: Von der Psychotherapeutin zur Patientin. Droemer Knaur, München

Nietzsche F (1978) Die Unschuld des Werdens. Kröner, Stuttgart

Nuber U (2000) Depression. Die verkannte Krankheit. Kreuz, Zürich

Pascal B (1997) Gedanken. Über die Religion und einige andere Themen. Reclam, Dietzingen

Pietschmann H (1994) Die Spitze des Eisbergs. Von dem Verhältnis zwischen Realität und Wirklichkeit. Weitbrecht, Stuttgart Wien

Pietschmann H (2004) Vom Spaß zur Freude. Die Herausforderung des 21. Jahrhunderts. Ibera, Wien

Richter HE (1979) Der Gotteskomplex. Rowohlt, Reinbek

Rohde A, Marneros A (2001) Die vielen Gesichter der Depression. UNI-MED, Bremen

Schäfer H (1994) Zur Wissenschaftlichkeit der Medizin. In: Wessel KF (Hrsg) Herkunft, Krise und Wandlung der modernen Medizin. Kulturgeschichtliche, wissenschafts-philosophische und anthropologische Aspekte. Kleine, Bielefeld, S 114 ff

Schmidbauer W (1982) Im Körper zu Hause. S Fischer, Frankfurt/M

Siegrist J (2008) Soziale Ungleichheit und Gesundheit: Erklärungsansätze und gesundheitspolitische Folgerungen. Huber, Bern

Spork P (2005) Das Uhrwerk der Natur. Chronobiologie – Leben mit der Zeit. Rowohlt, Reinbek

Stoppe G, Bramesfeld A, Schwartz HF (2006) Volkskrankheit Depression. Bestandsaufnahmen und Perspektiven. Springer, Berlin Heidelberg New York

Strotzka H (1978) Psychotherapie: Grundlagen, Verfahren, Indikationen. Urban & Schwarzenberg, München Wien Baltimore

Tölle R (2000) Depressionen: Erkennen und behandeln.
CH Beck, München

Voll B (1998) Das Sisi-Syndrom.
Knaur, München

Weiss H (2009) Korrupte Medizin: Ärzte als Komplizen der Konzerne.
Kiepenheuer & Witsch, Köln

Wolfersdorf M (2007) Depression. Die Krankheit bewältigen.
Balance, Bonn

Wolfersdorf M (2002) Depressionen verstehen und bewältigen.
Springer, Berlin Heidelberg New York

Wolfersdorf M (1992) Hilfreicher Umgang mit Depressiven in Diagnostik und Therapie.
Verlag für angewandte Psychologie, Göttingen Stuttgart

Wolpert L (2008) Anatomie der Schwermut.
CH Beck, München

Zapotoczky HG (2003) Psychotherapie.
In: Gastpar M, Kasper S, Linden M (Hrsg) Psychiatrie und Psychotherapie.
Springer, Wien New York, S 385-399

Bastian, Till

Studierte an der Johannes-Gutenberg-Universität Mainz Medizin, legte 1976 das Staatsexamen ab und wurde 1977 zum Dr. med. promoviert. Bis 1982 arbeitete er als niedergelassener Arzt. Von 1983 bis 1987 Geschäftsführer der deutschen Sektion der internationalen Organisation Internationale Ärzte für die Verhütung des Atomkrieges (IPPNW). Zwei Studien über den Zusammenhang zwischen Umweltzerstörung und Kriegsgefahr, die Bastian für die IPPNW verfasste, wurden 1990 und 1992 in der IPPNW-Studienreihe „Naturzerstörung" veröffentlicht. Sie gehörten nach Ernst Ulrich von Weizsäcker "... zum Wichtigsten, was in den letzten fünf Jahren geschrieben worden ist". 1992 gründete Bastian das Forschungsinstitut „Umwelt, Kultur und Frieden". Seine Gedanken um den Freitod seines Vaters im selben Jahr schrieb er in dem Buch „Die Finsternis der Herzen" nieder. Von 1994 bis 1996 war Bastian Redakteur der internationalen Fachzeitschrift „Medizin und Globales Überleben", seit 1997 ist er Redakteur der Fachzeitschrift „Umwelt – Medizin – Gesellschaft". Er lehrt als Dozent für Literatur an der Europa-Akademie Isny. Neben seinen erfolgreichen Sachbüchern zur Friedensforschung und zu psychologischen und medizinischen Themen schreibt er seit 1997 auch Kriminalromane. Er ist Mitglied der Autorengruppe deutschsprachige Kriminalliteratur – Das Syndikat.

Blech, Jörg

(geb. 1966) deutscher Wissenschaftsjournalist und Sachbuch-Autor. Er studierte zunächst Biologie und Biochemie in Deutschland und England, um nach dem Abschluss 1994 eine Stelle als Medizin- und Wissenschaftsredakteur beim Stern zu anzunehmen. Danach wechselte er zunächst zu „Die Zeit" und 1999 zu „Der Spiegel".

Dörner, Klaus

(geb. 1933) gilt als der vielleicht profilierteste Vertreter der deutschen Sozialpsychiatrie. Er studierte Medizin, Soziologie und Geschichte, habilitierte an der Psychiatrischen Universitätsklinik Hamburg. Von 1980 bis 1996 war er ärztlicher Leiter der Westfälischen Klinik für Psychiatrie, Psychosomatik und Neurologie in Gütersloh. An der Universität Witten/Herdecke lehrte er Psychiatrie.

Faust, Volker

Prof. Dr.med., Zentrum für Psychiatrie – Die Weissenau, Abt. Psychiatrie I der Universität Ulm, Ravensburg

Gadamer, Hans-Georg

(1900 – 2002) deutscher Philosoph, der durch sein 1960 die philosophische Hermeneutik begründendes Werk Wahrheit und Methode über die Landesgrenzen hinaus bekannt wurde. Gadamer war ein Schüler Martin Heideggers.

Haenel, Thomas

(geb. 1942) viele Jahre Oberarzt der Psychiatrischen Universitätspoliklinik in Basel. Dort lebt er auch heute und ist in eigener Praxis als Psychiater und Psychotherapeut tätig. Mehrfacher Buchautor.

Hell, Daniel

Direktor der Psychiatrischen Universitätsklinik in Zürich und Autor von Büchern über die Seele und psychisches Leiden.

Hunziker, Ernst; Mazzola, Guerino

Schweizer Publizisten mit Schwerpunkt Hirn und Religion:
Ansichten eines Hirns. Aktuelle Perspektiven der Hirnforschung (1990)
Das Weltliche im Islam. Die Macht des Fundamentalismus (Hunziker 1995)
Der Wahn des Machbaren. Gentechnologen bauen ihre Welt (Hunziker 1990)

Kratky, Karl W. Ao. Univ.-Prof. Dr., Fakultät für Physik der Universität Wien, Forschungsgruppe „Physik Physiologischer Prozesse"

Marneros, Andreas Prof. Dr., Direktor der Universitätsklinik und Poliklinik der Universität Halle-Wittenberg.

Mazzola, Guerino siehe Hunziker, Ernst

Nuber, Ursula Diplompsychologin mit eigener Praxis in München, Autorin, stv. Chefredakteurin von „Psychologie Heute"

Pietschmann, Herbert (geb. 1936) österreichischer Physiker, war von 1971 bis 2004 ordentlicher Professor für theoretische Physik an der Universität Wien. Zu seinen Hauptarbeitsgebieten gehören die Quantenmechanik und die Physik der subatomaren Teilchen. Pietschmann verfasste mehr als 300 Veröffentlichungen. Einem größeren Publikum wurde er bekannt durch zahlreiche engagierte Vorträge, die besonders der Öffnung des naturwissenschaftlichen Denkens gewidmet sind. Sein Engagement erstreckt sich auf so unterschiedliche Bereiche wie Management-Training, Ganzheitsmedizin, klassische Musik und Philosophie.

Pöldinger, Walter Prof. Dr. med. (1929 – 2002), studierte in den Jahren 1947 bis 1953 Medizin, Anthropologie und Psychologie an der Universität Wien. Seine Liebe zur Psychiatrie und Neurologie entdeckte er schon während seiner vorklinischen Ausbildung. Unter dem Einfluss von Viktor Frankl, dem Begründer der Logotherapie, setzte er sich intensiv mit der Psychoanalyse Sigmund Freuds und der Individualpsychologie Alfred Adlers auseinander, wollte aber immer nicht „nur" Psychiater, sondern „auch ein wirklicher Arzt" werden und erwarb nach langjähriger Ausbildung in der Inneren Medizin, Chirurgie, Gynäkologie und Geburtshilfe die Anerkennung zum Arzt für Allgemeinmedizin.
Walter Pöldinger blieb seinem ursprünglichen Berufsziel weiterhin treu und wechselte an die Kantonale Psychiatrische Klinik St. Urban in die Schweiz. 1968 habilitierte er sich für das Fach Psychiatrie an der dortigen Medizinischen Fakultät. 1970 kehrte er in seine Heimatstadt Wien zurück, wo er die Leitung des Departements für klinische Psychopharmakologie und Dokumentation an der Psychiatrischen Universitätsklinik übernahm. Bereits 4 Jahre später kehrte er als Chefarzt in die Schweiz zurück, zunächst nach Wil, dann nach Basel. Am 1. April 1985 begann die „Ära Walter Pöldinger" als ärztlicher Direktor der PUK und ordentlicher Professor für Psychiatrie. Sie endete mit seiner Emeritierung am 30. September 1994.

Reiners, Holger Architekt, Unternehmensberater und erfolgreicher Autor. Dabei hat er nicht nur über Architekturthemen geschrieben, sondern auch über das Krankheitsbild Depression. Fast zwanzig Jahre litt er selbst an dieser psychischen Störung. Heute ist er geheilt, auch wenn ihn die Krankheit wohl nie ganz loslassen wird. Doch durch die intensive Beschäftigung mit dem erfahrenen Leid weiß er, dass es neben dem Schrecken der Depression auch wieder ein Leben voller Elan, Glück und Zuversicht geben kann. Wie man den „Fangarmen der Depression" entkommen kann, schildert das Vorstandsmitglied des Deutschen Bündnisses gegen Depression unter anderem in „Das heimatlose Ich": „Die Falle, in die sich der Depressive verstrickt, die ihn gefangen hält und oft in schwerste Verzweiflung oder gar in den Tod treibt, heißt Lebensillusion. Wie die sagenumwobene Hydra haben Lebensillusionen viele Köpfe. Erst wenn sie alle abgeschlagen sind, ist die Bedrohung gebannt. Wie das Messer dazu beschaffen sein muss, versuche ich in diesem Buch zu beschreiben."

Weitere Publikationen:

Die gezähmte Depression. Erfülltes Leben nach der Krankheit (2007)

Das heimatlose Ich. Aus der Depression zurück ins Leben (Serie Piper Bd 4203) (2005)

Richter, Horst-Eberhard

(geb. 1923) deutscher Psychoanalytiker, Psychosomatiker und Sozialphilosoph. Der Autor zahlreicher Bücher gilt vielen als der „große alte Mann" der bundesdeutschen Friedensbewegung.

Rohde, Anke

Prof. Dr., Fachärztin für Nervenheilkunde, Psychiatrie und Psychotherapie, leitet die Abt. Gynäkologische Psychosomatik der Universitätsfrauenklinik Bonn.

Selye, Hans

(1907 – 1982) war ein österreich-kanadischer Mediziner ungarischer Abstammung. Er entwickelte bereits in den 1930er-Jahren die Grundlagen für die Lehre vom Stress und vom allgemeinen Adaptationssyndrom oder Selye-Syndrom. Er wird somit als „Vater der Stressforschung" beschrieben.1934 wanderte er nach Kanada aus.

Will, Herbert

Dr.med., Psychoanalyse (München). Zahlreiche Buchveröffentlichungen:

Psychoanalytische Kompetenzen: Standards und Ziele für die psychotherapeutische Ausbildung und Praxis (2006)

Georg Groddeck. Die Geburt der Psychosomatik (1990)

Rettung
Tel. 144

Ärztenotdienst
Tel. 141

Ärztezentrale
Tel. 513 16

Österreichischer Bundesverband für Psychotherapie
Löwengasse 3/5/Top 6, 1030 Wien
Tel. 01 512 70 90 E-Mail: oebvp@psychotherapie.at
www.psychotherapie.at

Wien

Psychiatrische Universitäts-Klinik, AKH Wien
Währinger Gürtel 18 – 20, 1090 Wien
Tel. 01 404 00-0
Ambulanz für kurz dauernde Depressionen-bipolar
Spektrum Störungen, Tel. DW 3547 (Fr 14 – 15.30 Uhr)
Phasenprophylaxe-Ambulanz, Tel. DW 3547 (Do 7.30 – 8.30 Uhr)

Selbsthilfegruppe für manisch-depressive „Sturzflieger"
Grüngasse 1a, 1040 Wien
Kontakt: Manuela Pichler
Tel. 01 513 15 30 E-Mail: office@promente-wien.at

Praxisgemeinschaft Dr. Schönbeck
Präventionszentrum für Manisch-Depressive und Schizophreniepatienten
Schottenfeldgasse 40/8, 1070 Wien
Tel. 01 406 13 48

Sozialpsychiatrischer Notruf der Stadt Wien
Tel. 01 310 87 79

PSD – Psychosozialer Dienst
Psychosoziale Information
Tel. 01 310 25-73 oder 74

Niederösterreich

Krisentelefon (Psychosoziale Beratung)
(Mo – Fr 19 – 7 Uhr, Sa, So und Feiertage 0 – 24 Uhr)
Tel. 0800 202 016

Aö. KH Neunkirchen
Abt. für Psychiatrie und psychotherapeutische Medizin und Tagesklinik
Ambulanz für Stimmungsschwankungen
Peischingerstraße 19, 2620 Neunkirchen
Tel. 02635 602-3200 E-Mail: psychiatrie@khneunkirchen.at

Selbsthilfegruppe
Kontakt: Andrea Höller
Tel. 0664 450 88 89 E-Mail: bipolar-austria@gmx.at

Burgenland

Psychosozialer Dienst (Zentrale Burgenland)
Tel. 02682 629 58

Steiermark

Universitätsklinik für Psychiatrie
Spezialambulanz für Patienten mit bipolarer Störung,
„Manisch-depressives Kranksein"
Auenbruggerplatz 31, 8036 Graz
Tel. 0316 385-3616

Oberösterreich

Wagner Jauregg Landes-Nervenklinik OÖ
Lessingstraße 6, 4020 Linz
Tel. 0732 69 21-2720

Psychosozialer Notdienst
Hessenplatz 9, 4020 Linz
Tel. 0732 65 10 15

Psychiatrische Klinik Wels
UP & DOWN, Sprechstunde für wechselnde Gemütslagen
Linzerstraße 89, 4600 Wels
Tel. 07242 407-512
www.psychiatrie-wels.at

Salzburg

Landesnervenklinik Salzburg
Psychiatrische Abteilung
Ignaz-Harrer-Straße 79, 5020 Salzburg
Tel. 0662 44 83-4304

Paracelsus Privatmedizinische Universität, Christian-Doppler-Klinik
Spezialambulanz für Bipolare Störungen, Universitätsklinik für Psychiatrie I
Ignaz-Harrer-Straße 79, 5020 Salzburg
Tel. 0662 44 83-4900

BIPOL – Selbsthilfegruppe für Menschen mit Bipolarer Störung
Evangelisches Zentrum
Dr.-Adolf-Altmann-Straße 10, 5020 Salzburg
Tel. 0662 44 83-6

Verein AhA – Angehörige helfen Angehörigen
(Angehörigengruppen und Beratung)
Lessingstraße 6, 5020 Salzburg
Tel. 0662 88 22 52-16 Mobil-Hotline: 0664 340 52 66

Landeskrankenhaus Salzburg
Psychosomatische und Psychiatrische Ambulanz
Tel. 0662 4482-4035

Kärnten

Landeskrankenhaus Klagenfurt
Abt. für Psychiatrie
St.-Veiter-Straße 47, 9020 Klagenfurt
Tel. 0463 53 80

Psychiatrischer Not- und Krisendienst
Tel. 0663 04 12 40 (0 – 24 Uhr)

Tirol

Universitätsklinik Innsbruck
Universitätsklinik für Psychiatrie
Anichstraße 35, 6020 Innsbruck
Tel. 0512 504-3648 oder -3636

Univ.-Klinik für Psychiatrie/1. Stock
Tagesklinik für Affektive Erkrankungen
Ambulanz für Bipolare Erkrankungen
Innrain 43, 6020 Innsbruck
Tel. 0512 504-25445 E-Mail: armand.hausmann@i-med.ac.at

Vorarlberg

Landeskrankenhaus Rankweil
Abt. für Psychiatrie
Valdunastraße 16, 6830 Rankweil
Tel. 05522 40 30

Adressen für unabhängige Information im Internet

Das Institut für Wirtschaftlichkeit und Qualität in der Medizin in Köln bewertet medikamentöse und nichtmedikamentöse Therapieversuche
www.iqwig.de

Unabhängige Information über Arzneimittel und Therapieversuche
www.arznei-telegramm.de

Mitarbeiter der Fachrichtung Gesundheit der Universität Hamburg kommentieren den Effekt von Medikamenten und Vorsorgeprogrammen
www.gesundheit.uni-hamburg.de

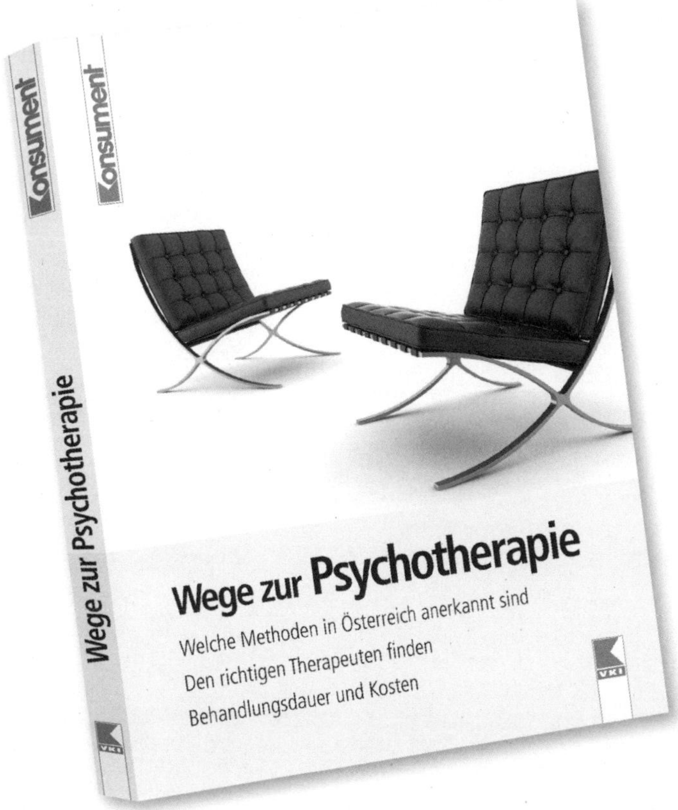

Wege zur Psychotherapie

Es gibt Tage, da wissen Sie nicht mehr ein noch aus? Sie haben große Probleme, Ihren Alltag in den Griff zu bekommen? Dann sollten Sie überlegen, in eine Psychotherapie zu gehen.

- Was versteht man unter Psychotherapie, für wen ist sie geeignet?
- Welche Methoden gibt es in Österreich und wer bietet sie an?
- Wie finden Sie den für Sie richtigen Therapeuten?

Außerdem: Wie lange eine Behandlung dauern kann, was eine Therapie kostet und wer Anspruch auf eine Psychotherapie auf Krankenschein hat. Und was Sie tun können, wenn es zu Konflikten mit Ihrem Therapeuten kommt. Mit vielen Kontaktadressen und zahlreichen Weblinks.

ISBN 978-3-902273-74-1
2009, 164 Seiten, brosch., € 19,60

Weitere „Konsument"-Ratgeber
im Buchhandel oder im Online-Shop auf www.konsument.at

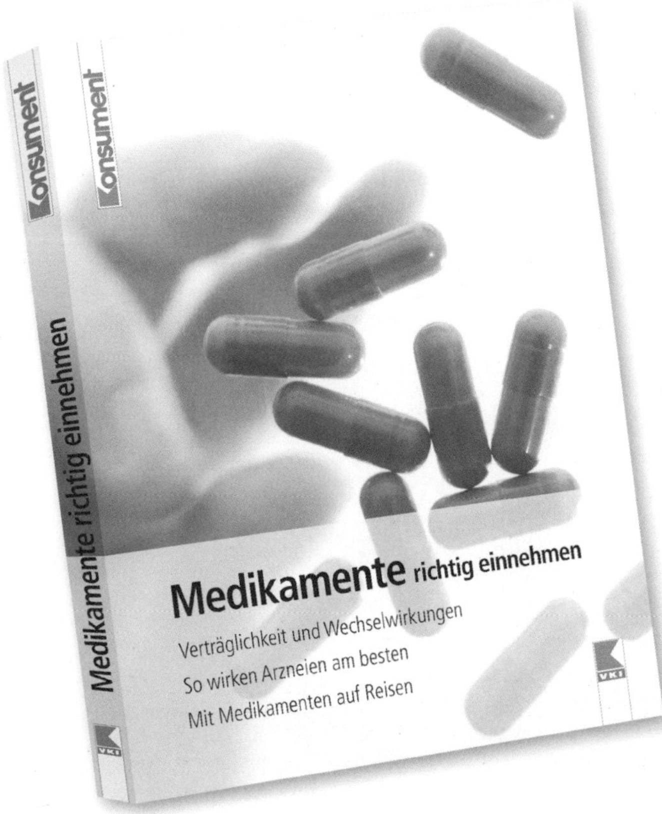

Medikamente richtig einnehmen

Irgendwann braucht jeder ein Medikament. Welches Präparat geeignet ist, entscheiden Arzt oder Apotheker. Aber wissen Sie als Patient, wie Sie die verordnete Arznei so einnehmen, dass sie auch optimal hilft? Ob Sie Ihre Pillen vor, während oder nach dem Essen schlucken, ist nämlich keineswegs egal. Mindestens ebenso wichtig ist, womit Sie sie hinunterspülen. Genau davon hängt nämlich ab, wie rasch ein Medikament wirkt. Und natürlich gibt es viele Arzneien, die nicht gemeinsam mit anderen Präparaten eingenommen werden dürfen. In diesem Buch erfahren Sie alles über den Umgang mit Tabletten, Tropfen, Säften und Salben, aber auch, wie Sie Arzneien zum Inhalieren, Injizieren oder Aufkleben am besten anwenden. Außerdem: Welche Wechselwirkungen auftreten können, wie Sie Beipacktexte richtig lesen und worauf Sie achten müssen, wenn Sie mit Medikamenten auf Reisen sind.

ISBN 978-3-902273-80-2
2008, 136 Seiten, brosch., € 14,90

Weitere „Konsument"-Ratgeber
im Buchhandel oder im Online-Shop auf www.konsument.at